Natürlich schön durch Bio-Kosmetik

Chris Stadtlaender

Natürlich schön durch Bio-Kosmetik

BECHTERMÜNZ

© 1988 by ECON Taschenbuch Verlag GmbH, Düsseldorf,
Lizenzausgabe für den Bechtermünz Verlag GmbH
Eltville am Rhein, 1992
ISBN 3 86047 014 0

Inhalt

Vorwort 7

Schönheit aus der Natur 8
Was man braucht 13
Die Verarbeitung von Kräutern 16
Die Haut – Schutzmantel des Körpers 17
Die Anatomie der Haut 18
Die verschiedenen Hauttypen 19
   Die normale Haut 19
   Die fettige Haut 19
   Die trockene Haut 19
   Die Mischhaut 20
Ein Hauttest 20
Die neuen Grundstoffe der Bio-Kosmetik 21

Die Reinigung der Haut 23
   Die Herstellung von Seifen 24
   Reinigungsmilch und andere Reinigungspräparate 27
Nach der Reinigung: beleben und stärken 33
   Alkoholfreie Wasser und Lotionen 34
   Alkoholhaltige Gesichtswässer 39
   Toilette-Essig 45
Pflanzliche Duftstoffe 49
Antiseptische Öle 53
Die richtige Creme für jeden Hauttyp 55
   Auch die normale Haut braucht Nahrung 57
   Spezielle Probleme 63
   Die trockene Haut 64
   Die fettige, unreine Haut 72
   Die alternde Haut 77
   Die allergische, angegriffene Haut 90
   Couperose (geplatzte Äderchen) 94
   Hautreizungen 96

Die Aknehaut 98
Sommersprossen 101
Die Orangenhaut 102
Hautöle ohne Konservierungsmittel 104
Hautkuren 108
Hautpeeling 109
Masken für verschiedene Hauttypen 111
  Die fettige, unreine Haut 111
  Die schlaffe, müde Haut 113
  Die trockene Haut 116
Kompressen 119
Dampfbäder 122
Wickel 124
Packungen 125
Rund ums Auge 129
  Auflagen und Lotionen-
  Kompressen 134
Die Mund- und Zahnpflege 137
Die Haarpflege 141
  Shampoos 142
  Haarkuren 145
  Packungen und Tönungen 146
  Haarwässer 148
Die Hand- und Fußpflege 150
So massiert man sich selbst 155
Schönheit kann man essen 157
  Vitamine 158
  Spurenelemente 160
  Rezepte 162
  Zur Regenerierung 162
  Zur Hautklärung 166

Nachwort 168
Sachregister 169

Vorwort

Laut aktuellen Aussagen bezahlt der Konsument nur 50 Prozent vom Ladenpreis eines Schönheitsmittels für das Mittel selbst. Die anderen 50 Prozent zahlt er für die (chemische) Forschung, die Werbung, die Verpackung und den Vertrieb.

Das Mittel selbst besteht zu mindestens 15 Prozent aus (chemischen) Konservierungsstoffen und weiteren chemischen Beigaben, die sicherlich nicht »schönheitsfördernd« sind.

Wenn der Kosmetikmarkt immer wieder auf den großen Wert der (chemischen) Forschung hinweist, so sollten diese Fakten dem Konsumenten zu denken geben.

Immer mehr Chemikalien sollen uns zu mehr Schönheit, von Gesundheit gar nicht zu sprechen, verhelfen? Diese Rechnung dürfte nicht aufgehen!

Wie beruhigend ist es dagegen, wenn man seine Kosmetika selbst herstellt und genau weiß, welche natürlichen Stoffe man in welche Creme gerührt hat.

Und ein kleiner weißer Cremetopf genügt für die Verpackung. Er kostet fast gar nichts.

Und die Werbung? Die Werbung trägt man im klaren, frischen und jugendlichen Gesicht geschrieben! Wozu also der übrige Rummel?

Das weiß die (chemische) Kosmetikindustrie sicher selbst nicht so genau . . .

Schönheit aus der Natur

Nur ein Schlagwort? Aus eigener Erfahrung kann ich sagen: Nein, viel mehr, nämlich die einzig richtige Entscheidung für die Pflege unserer Haut. Aber fordern wir mehr: »Gesunde Haut aus der Natur!« Denn inzwischen stellen immer mehr Forscher und Wissenschaftler, Hautärzte und endlich auch »normale« Menschen fest: Gesundheit und Schönheit kommen nicht aus der Retorte. Im Gegenteil, das eine schließt schon fast das andere aus. Das will die breitgefächerte und mächtige Kosmetikindustrie natürlich nicht wahrhaben. Sie redet uns ein, daß eine fortschrittliche kosmetische Forschung immer noch mehr Unentbehrliches für unsere Haut hervorbringt.
Leider kommt für jeden Konsumenten einmal der Tag, an dem er die bittere Wahrheit am eigenen Leibe erfährt . . . Oder besser gesagt, an dem er seine Haut »zu Markte trägt«.
Bei mir begann alles mit einer sündhaft teuren Supercreme, die mir eine Kosmetikerin »gegen meine Fältchen verordnete«. Ich trug den geheimnisumwitterten, bildschön aufgemachten Cremetopf nach Hause und behandelte meine Haut drei Tage lang intensiv, in der (berechtigten) Hoffnung, mir für mein Geld eine glattere, faltenlosere Haut erkauft zu haben.
Leider wurde ich bitter enttäuscht! Als ich am dritten Tag in den Spiegel sah, prallte ich zurück. Mein Gesicht war über und über mit roten Pusteln übersät. Die Augenlider angeschwollen. »Dank« teigiger Aufquellungen sah man keine Falten mehr. Aber die Haut spannte fürchterlich, und ich war verzweifelt. Natürlich lief ich sofort zu der Kosmetikerin. Sie bemäntelte ihr Entsetzen mit der Bemerkung, daß ich eben sehr stark reagiere, was die Wirksamkeit der Creme eigentlich beweise. Zwar werde sie die Creme zurücknehmen und mir mein Geld zurückerstatten, doch träfe weder sie noch die Herstellerfirma irgend-

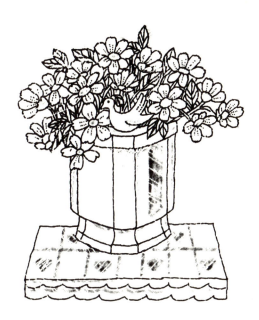

eine Schuld, da ich »allergisch« sei. Menschen mit Allergien müßten mit allen Arten von Kosmetika und Hautpflegemitteln eben vorsichtig sein.

Es war also nichts mit Faltenglättung und Regenerierung meiner angegriffenen Haut. Hingegen behandelte ein erfahrener Hautarzt wochenlang meine gesprenkelte Haut, auf der sich bald weiße Schüppchen zeigten, die stark juckten. Und als das »Seborrhöeische Ekzem«, das er diagnostiziert hatte, endlich abklang, war meine arme Haut geschädigter denn je.

Nun mußte ich sie mit einer medizinischen Creme revitalisieren. Und auch das dauerte wieder seine Zeit!

Seit diesem Erlebnis hatte ich keinen Drang mehr nach rätselhaften Kosmetika mit großen Versprechungen! Ich suchte vielmehr einfache, bewährte Rezepte, nach denen ich mir meine eigenen Cremes und sonstigen Pflegeprodukte anmischte.

Worauf ich bewußt verzichtete, das waren Duftstoffe und Konservierungsmittel! Denn immer wieder hatte ich es früher an mir selber bemerkt, daß sie Rötungen und Reizungen auslösten. Inzwischen weiß ich, daß eine naturbelassene Creme mit Kräutern und Ölen von sich aus »gut« riecht. Sie hat einen feinen, milden Duft. Und das genügt! Ebenso weiß ich aus Erfahrung, daß Konservierungsmittel dann völlig überflüssig werden, wenn man sich für den Eigenbedarf jeweils kleine Mengen an Kosmetika zusammenstellt. Wenn man aber im Sommer etwa einige Wochen Urlaub macht oder durch hohe Temperaturen bedingt (und ohne Eisschrank!) seine Kosmetika konservieren möchte, liefert die Natur uns selber die wirksamsten Mittel. Wie zum Beispiel das Öl der Gewürznelke. Oder Auszüge von Thymian und Oregano. Wir müssen sie nur kennen und benutzen!

Es ist also gar kein Problem, für sommerliche Cremes im Reisegepäck eine Konservierung durch einige Tropfen Nelkenöl oder Pflanzenextrakt zu erreichen. Denn die wichtigste Forderung an eine vernünftige Naturkosmetik ist: chemische und somit gesundheitlich bedenkliche Konservierungsmittel zu vermeiden. Das Warum kommt beängstigend klar zum Ausdruck, wenn man hinter die Kulissen der mächtigen kosmetischen Industrie blickt. Nehmen wir wahllos ein Konservierungsmittel aus dem breiten Angebot der Kosmetikindustrie heraus: das HCP, besser bekannt als »Hexachlorophen«. Hanswerner Mackwitz und Barbara Köszegi weisen in ihrem Buch »Zeitbombe Chemie« (München 1983) folgendes nach: ». . . der Streit um ein Verbot hexachlorophenhaltiger Arzneimittel und Kosmetika reicht viele Jahre zurück. Die amerikanische Gesundheitsbehörde FDA war 1972 die erste Institution, die, nach langem Ringen mit der Industrie, HCP in Kosmetika verbot. Allerdings – eine unscheinbare Hintertür hat sich die Behörde offengelassen: Als Konservierungsmittel ist HCP nach wie vor zugelassen, eine Konzentration von 0,1 Prozent wird toleriert. Seifen und deodorierende Hautreinigungsmittel dürfen sogar bis zu 0,75 Prozent davon enthalten. Präparate mit noch mehr HCP sind rezeptpflichtig. Die Bundesrepublik Deutschland ist im Umgang mit HCP weit großzügiger. Neben der Anwendung als Konservierungsmittel, unter anderem in Sprays (0,1 Prozent), dürfen zum Beispiel deodorierende Seifen 1 Prozent HCP enthalten, ›andere kosmetische Mittel‹, wie es in der Kosmetikverordnung heißt, 0,5 Prozent. Nur für die Babypflege und die weibliche Intimhygiene ist die Anwendung von HCP restlos verboten. Die Verpackung muß sogar eine Aufschrift tragen:

›Nicht zur Babypflege verwenden, enthält Hexachlorophen‹.« Ein anderes dunkles Kapitel bei der chemischen Herstellung von Kosmetika sind die Seifen und Körperreinigungsmittel. Denn sie enthalten in überreichem Maße die sogenannten »Tenside«. Was sind Tenside? Der Volksbrockhaus belehrt uns darüber wie folgt: »Tenside sind grenzflächenaktive chemische Verbindungen. Seifenartige Substanzen, die das Wasser entspannen und Schmutzstoffe lösen.«
Das klingt gut! Die Kehrseite sieht aber anders aus. Da stellen verantwortungsbewußte Wissenschaftler und Hautärzte fest, daß »die synthetischen Tenside in der Lage sind, die Schleimhäute anzugreifen, was die Infektionshäufigkeit vor allem des Genitalbereichs empfindlich erhöht« (Zitat aus dem obenerwähnten Buch »Zeitbombe Chemie«).
Und diese Tenside sind nicht nur in Seifen und Körperreinigungsmitteln enthalten. Sie bilden auch den wichtigen Bestandteil von Wasch- und Geschirrspülmitteln. Man kann sich also vorstellen, mit welcher hohen Zahl von Tensiden fast jede Frau tagtäglich konfrontiert ist, die sich selber – und ihren Haushalt – mit »modernen« Produkten »pflegt«.
Damit kommen wir zum nächsten Kapitel der »Zeitbombe Chemie«, die unaufhörlich tickt: der Summation. Da der Konsument nicht weiß und nicht wissen kann, wie viele und in welcher Konzentration Chemikalien in allen Produkten enthalten sind, mit denen er tagtäglich in Berührung kommt, ist es dem puren Zufall überlassen, wann die Summation krankmachende Höhen erreicht. Statt Schönheit also Krankheit! Eine bittere Pille für den modernen Menschen, mit dem die Industrie trotz aller Gesetze und Auflagen nach wie vor »Blindekuh« spielt.
Ein weiteres Kapitel umstrittener Probleme sind die künstlichen Haarfarben. Die chemische Industrie kann mit ihren »bunten Geschäften« zufrieden sein. Tonnenweise werden in allen Ländern nicht nur Haarfarben, sondern auch Bleichmittel und Tönungen auf den Markt geworfen und an den Käufer gebracht. In regelmäßigem Vier- bis Fünfwochen-Rhythmus färben und tönen Millionen Menschen überall auf der Welt ab einem gewissen Alter ihre Haare. Sie nehmen stillschweigend in Kauf, ihrem Körper damit eine Anzahl von Substanzen aufzuoktroyieren, von denen die Wissenschaft längst weiß, daß sie zumindest »irgendeine Gefährdung« des Organismus nach sich ziehen.

Sind Haarfarben nun krebserregend – oder nicht? Tests der Universität Berkeley in Kalifornien vom Jahre 1975 an Tieren ergaben allergrößte Wahrscheinlichkeit. Zwar konterte die Haarfarbenindustrie prompt: »Tierversuche lassen keine Rückschlüsse auf den Menschen zu.« Doch, so die schon zitierten Autoren Mackwitz und Köszegi in ihrem Buch »Zeitbombe Chemie«: ». . . die meisten Wissenschaftler sind sich darüber einig, daß Chemikalien, die bei Mäusen und Ratten Krebs erzeugen, dasselbe wahrscheinlich auch beim Menschen bewirken.«

Erschreckt durch solche Untersuchungen, greifen mehr und mehr Frauen und Männer mittlerweile auf natürliche Färbemittel zurück. Sie folgen damit eigentlich nur dem, was unsere Vorfahren bereits im 19. Jahrhundert wußten. Daß nämlich mit Indigo, Henna, Römischer Kamille oder Walnußauszügen getönte Haare schöne, der Naturfarbe sehr ähnliche Töne bekommen und dabei gesund bleiben.

Sie werden in diesem Buch diverse Tips und Ratschläge für die natürliche Tönung Ihrer Haare finden. Allerdings sind grundlegende Farbänderungen damit nicht möglich! Aber schon die Tatsache, daß Sie mit natürlichen Mitteln jeglicher Gefahr für Ihre Gesundheit aus dem Wege gehen, sollte Sie dafür entschädigen, daß allzu raffinierte Farbstellungen immer wieder auf ihr »natürliches« Maß zurückfallen.

Was man braucht

Zur Herstellung von Naturkosmetik benötigt man einige Utensilien. Unnötig und viel zu teuer in der Anschaffung erachte ich elektrische Waagen, Elektromixer, Püriermaschinen oder -saftpressen. Es hat viel eher seinen beruhigenden, nostalgischen Reiz, die Cremes und sonstige Kosmetika mit der Hand anzurühren. Dabei kommt es Ihnen obendrein zugute, daß Sie die Konsistenz in jeder Sekunde »im Griff haben«. Denn, um es gleich vorweg zu sagen, jedes Rezept kann in sich variieren. Das heißt, daß es kein Malheur ist, wenn einmal eine Creme zu fest ausfällt. Dann gibt man einfach etwas mehr Öl oder sonstige Flüssigkeit hinzu. Oder sie wird zu flüssig, dann nimmt man ein bißchen mehr von der Grundcreme.

Besorgen Sie sich einige Glas- oder Porzellangefäße, ein paar braungetönte Fläschchen (am besten aus Ihrer Apotheke), zwei Pipetten, einige Holzspachtel, zwei kleine feuerfeste Glasgefäße (Töpfchen oder Kannen, wie sie zur Zubereitung von Filterkaffee verwandt werden!) und eine Briefwaage. Dazu brauchen Sie noch einige Glasschälchen, in denen Sie die abgewogene Menge Tee oder sonstige Zusätze kurzfristig aufbewahren.

Daß ich Ihnen für die fertigen Cremes keine Plastikbehälter empfehle, hat seine guten Gründe. Denn auch über alle Arten von Plastikwaren gehen die Meinungen auseinander. Daher ist es besser, Kosmetika aus eigener Zubereitung in Glas- oder Porzellandosen aufzuheben bzw. in Glasflaschen, aber alle müssen einen gutschließenden Deckel haben.

Ganz besonders wichtig ist die Frage der Sauberkeit! Da wir auf Konservierungsmittel bewußt verzichten, müssen wir küchenhygienisch sauber arbeiten. Das bedeutet, daß alle benutzten Gefäße stets peinlich sauber abgewaschen und abgetrocknet sein müssen. Die Uten-

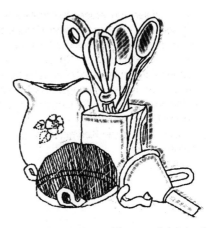

silien für unsere Kosmetikküche an gesondertem Platz gesäubert aufheben; und sie nicht mit anderem Geschirr und Besteck zusammen nach Gebrauch abwaschen, da sich hierbei Keime ansiedeln könnten.

Fertige Kosmetika heben wir ebenso im Kühlschrank auf, allerdings abseits von Lebensmitteln, wie die Rohstoffe und Zutaten. Kräuter stets luftig und trocken aufbewahren. Keinesfalls in der Umgebung von stark riechenden Lebensmitteln, da sie leicht Gerüche annehmen können.

Die maximale Aufbewahrungsdauer von Cremes und Lotionen sowie anderen selbstbereiteten Kosmetika sollte acht bis zehn Tage nicht überschreiten, und das, wie schon erwähnt, nur im Kühlschrank. Ich gebe deshalb in den Rezepten mit Absicht nur kleine Mengen an. Auch wenn Sie Kosmetika aus eigener Produktion verschenken, sollten Sie sich daran halten.

Weiter zu erwähnen wäre noch, daß gelegentlich benötigte Küchengeräte, wie Glasreibe oder Pfeffermühle, vorher nicht mit Knoblauch bzw. schwarzem Pfeffer benutzt werden dürfen. Es ist auch in diesem Falle ratsam, je eine Glasreibe und eine Pfeffermühle nur der Kosmetikherstellung vorzubehalten. Es lohnt sich, und der Anschaffungspreis ist verhältnismäßig gering.

Metallgefäße eignen sich nicht für die Arbeit in der Kosmetikküche!

Das Umfüllen von fertigen Kosmetika in Dosen darf grundsätzlich nur mit speziellen Spachteln oder Eislöffelchen vorgenommen werden, ebenso wie man Cremes nicht mit dem Finger aus dem Behälter entnimmt, sondern mit dem Spachtel. Das hat seinen Grund: Allzuleicht können sich Schimmelpilze und Bakterien ansiedeln, besonders beim Fehlen von Konservierungsmitteln. Nach der Entnahme das Gefäß sofort wieder verschließen. Auch leere Dosen und Behälter nicht offen herumstehen lassen.

Unsauberkeit in der Kosmetikküche kann zu Hautekzemen und Reizungen führen.

Die Verarbeitung von Kräutern

Um die Wirkstoffe aus Kräutern und sonstigen Pflanzenteilen herauszulösen, kann man diese auf verschiedene Weise vorbehandeln. Folgende Verfahren kommen in Frage:
Das Abkochen. Die angegebene Menge Kräuter oder Pflanzenteile in kochendes Wasser geben. Die angegebene Zeit auf kleinem Feuer weiterkochen lassen. Das Gefäß vom Herd nehmen und zugedeckt 10 bis 15 Minuten abkühlen lassen. Danach durch ein Haarsieb gießen.
Die Infusion oder der Aufguß. Die Kräuter in ein Gefäß geben. Mit sprudelnd kochendem Wasser übergießen. Zugedeckt mindestens 20 bis 25 Minuten abkühlen lassen. Danach durch ein Haarsieb gießen.
Die Kaltmazeration. Kräuter oder Pflanzen in eine Flüssigkeit wie destilliertes Wasser, Wein oder Alkohol geben, an einem warmen oder sonnigen Ort wie vorgeschrieben stehen lassen, danach durch einen Kaffeefilter gießen. Pflanzenrückstände ausdrücken und dazugeben.
Die Pflanzenöle. Die feingeschnittenen Pflanzenteile in einem bauchigen Glasgefäß einschichten und mit der angegebenen Menge reinem Pflanzenöl übergießen. Unter täglichem Umrühren die angegebene Zeit zugedeckt ziehen lassen. Danach abfiltern und Pflanzenrückstände ausdrücken.

Die Haut – Schutzmantel des Körpers

Die Größe und Ausdehnung unserer Haut mit rund 20 000 bis 22 000 cm^2 über die gesamte Körperoberfläche sowie die Vielfalt ihrer Aufgaben machen erst den Stellenwert deutlich, der ihr zukommt.
Vom rein Ästhetischen her gesehen ist unsere Haut auch unser »Aushängeschild.« Eine schöne, glatte, reine und jugendliche Haut ist gleichsam Spiegel der Gesundheit, Frische und Jugend! Wer sich seine Haut glatt und rein über die Jugend hinweg erhält, der wirkt sympathisch. Strahlt Vitalität und Gepflegtheit aus.
Leider wird es angesichts einer zunehmend gestörten Umwelt immer schwieriger, diesem Idealbild zu gleichen. Luftverschmutzung, Streß, Aufenthalt in überheizten Räumen und eine falsche Pflege mit chemisch konservierten Kosmetika tun ihr Teil dazu, die Haut zu belasten und krank zu machen.
Genau dadurch aber wird sie mehr und mehr in ihren wichtigen Funktionen behindert. Man gerät in einen Teufelskreis. Denn die Haut ist zugleich Schutzorgan, Speicherorgan, Wärmeregler. Neben den Nieren dient sie als Ausscheidungsorgan. Wichtige Stoffwechselvorgänge werden über sie abgewickelt. Sie bildet Antikörper, ist Empfindungsorgan, bewahrt uns vor Verletzungen durch die in ihr befindlichen Nervenenden, ist Mittler zwischen Körperorganen und Oberflächen des Organismus und nimmt Stoffe auf bzw. weist Stoffe ab.

Die Anatomie der Haut

Unsere Haut besteht aus verschiedenen Schichten, der Oberhaut, auch Epidermis genannt, der Lederhaut mit einem Bindegewebeanteil, auch »Cutis« genannt, und der darunterliegenden Subcutis, die vorwiegend aus Fettgewebe besteht.

Während die Oberhaut gefäßlos ist, bilden sich in ihrer untersten Schicht, der sogenannten »Keimschicht«, ständig neue Zellen, die an die Hautoberfläche wandern und schließlich verhornen bzw. absterben.

Um die Haut vor Schaden von außen weitgehend zu schützen, besitzt sie einen Säuremantel. Dieser kann durch stark angreifende Reinigungsmittel und sonstige Stoffe beschädigt werden, welche den sauren Charakter negativ beeinflussen. Wird die Haut schutzlos, reagiert sie mit Reizungen und Entzündungen – ein fast alltägliches Bild für den Hautfacharzt.

Daraus ergibt sich die Forderung nach einer sinnvollen Hautpflege mit den Säuremantel schützenden Substanzen. Ist dieser aber angegriffen, können spezielle Kosmetika mit dem natürlichen Säuregrad wieder normale Verhältnisse herstellen.

Die verschiedenen Hauttypen

Die normale Haut

Sie zeichnet sich durch ein glattes, mattes Aussehen aus. Die Hautporen sind fein und nahezu unsichtbar. Sie ist einheitlich getönt, gut durchblutet und weist keine abweichenden Partien auf.

Die fettige Haut

Durch die übermäßige Produktion der Talgdrüsen glänzt die fettige Haut und weist erweiterte Poren auf. An den Nasenflügeln, am Kinn und in der Stirnmitte kommt es zu Unreinheiten und vergrößerten Poren.

Die trockene Haut

Die Talgdrüsen produzieren zu wenig Fett. Der von der Natur vorgesehene Schutzfilm der Haut ist dadurch gestört. Die trockene Haut neigt zu früher Faltenbildung.

Die Mischhaut

Am meisten verbreitet ist zweifellos die Mischhaut. Hier zeigen sich fettige Partien auf Stirn, Nase und Kinn abwechselnd mit trockenen Hautpartien. Dieser Hauttyp ist äußerst sensibel und anfällig, auch gegenüber Allergien und chronischen Ekzemen.

Ein Hauttest

Drücken Sie am Morgen, bevor Sie sich schminken, auf das gereinigte Gesicht ein dünnes Seidenpapier. Dann heben Sie es ab. Die Diagnose steht darauf:
Bei fettiger Haut zeichnen sich auf der ganzen Fläche Fettflecken ab.
Bei der Mischhaut zeigt sich eine Schmetterlingsform: nur auf Stirnmitte, Nase und Kinn haben sich Fettflecke abgedrückt.
Die normale und die trockene Haut hinterlassen keinerlei Fettspuren auf dem Papier.

Die neuen Grundstoffe der Bio-Kosmetik

In meinen früheren Kosmetikbüchern habe ich strikt die damals üblichen Grundsubstanzen und Emulgatoren verwandt: Lanolin, Walrat, Kakaobutter, Wachs, Schmalz, Glyzerin und Wollfett. Viele Versuche mit diesen Substanzen zeigten mir, daß sie allesamt nicht ideal zur Eigenherstellung von Kosmetika geeignet sind.

Einerseits war es schwer, andere Substanzen und Flüssigkeiten geschmeidig einzuarbeiten, andererseits trennten sich häufig unter Temperatureinwirkung wäßrige und ölige Substanzen wieder vom Grundstoff. Oft lag es auch daran, daß die Cremes mit der Hand gerührt wurden und nicht mit dem Elektromixer oder -rührgerät.

Auch fand ich die Substanzen zu fetthaltig! Unsere Haut soll zwar ihr Fett haben, jedoch nicht damit überlastet werden.

Schließlich mußten viele Substanzen erst erwärmt bis erhitzt werden, bevor es möglich war, andere Stoffe einzuarbeiten. Auch dies bereitete Schwierigkeiten, abgesehen davon, daß zum Beispiel reiner Bienenhonig, wie ich ihn gern und oft für meine Cremes verwende, gar nicht erhitzt werden darf.

So habe ich mich dazu entschlossen, drei Grundstoffen den Vorzug zu geben, die alle Vorteile auf sich vereinen: Sie brauchen nicht erhitzt zu werden. Sie sind leicht zu verarbeiten. Sie vertragen sowohl die Beifügung wäßriger wie auch öliger Substanzen, ohne diese nachher wieder abzusetzen. Und sie sind in allen Apotheken erhältlich. Auch ohne Konservierungsmittel behalten sie, selbst bei sommerlichen Temperaturen, ihre Konsistenz und Frische:

   Doritin
   Ultrasicc (trockene Substanz)
   Ultrabas (fettige Substanz)

Jetzt ist es endlich möglich, auch als Laie problemlos Kosmetika herzustellen. Ich habe früher oft Enttäuschungen erlebt, wenn ich das betreffende Rezept in der Apotheke anmischen ließ. Oft wurde die hergestellte Creme, obwohl mechanisch gerührt, bröckelig. Auch trat nicht selten die wäßrige Beimischung spontan wieder aus.

Das alles ist bei der Verwendung von Doritin, Ultrasicc und Ultrabas nicht mehr vorgekommen. Und diese Stoffe haben noch zwei wichtige Vorteile: Zum einen machen sie weitere Emulgatoren entbehrlich, zum anderen entfalten sie einen ganz zarten Eigenduft, der selbst bei vorhandener Allergie gegen Parfüms nicht störend oder reizend wirkt, dafür aber auch alle sonstigen Duftstoffbeimischungen entbehrlich macht.

Ich freue mich aus diesem Grunde, meinen Lesern eine echte Neuheit vorstellen zu können, welche das zeitraubende, häufig mehrmalige Erhitzen und Vermischen mehrerer Zutaten erspart. Sie können jetzt blindlings in der von mir aufgeführten Reihenfolge dies und das beifügen, und wenn Sie eine Zutat nicht zur Hand haben, den Vorgang ruhig unterbrechen, um sie später beizugeben.

Unter solchen Bedingungen macht die Kosmetikzubereitung Freude. Denn der Erfolg ist gewiß, Pannen treten nicht auf. Und das kostbare Grundmaterial wird bis auf den letzten Rest verwertet.

Im übrigen habe ich bei allen Kosmetikrezepten *destilliertes Wasser* angegeben. Sie erhalten destilliertes Wasser in jeder Apotheke. Sollten Sie es sich selber herstellen wollen, so können Sie normales Leitungswasser 10 Minuten lang abkochen.

Verschließen Sie das Fläschchen mit destilliertem Wasser nach jedem Gebrauch wieder fest und stellen es in den Kühlschrank zurück. Nur so erhalten Sie es optimal keimfrei und hygienisch.

Die Reinigung der Haut

Gerade bei der Reinigung der Haut sind bisher viele Fehler gemacht worden. Man legte die Betonung auf die Reinigung und ging dabei so rigoros vor, daß der wertvolle Säuremantel der Haut angegriffen und der schützende Fettfilm nahezu entfernt wurde. Das ist nicht unser Ziel! Eine sorgsame Hautreinigung muß immer auch sanft bleiben. Das heißt, daß man hautfremde Substanzen und Fettüberschuß milde entfernt, die für die Funktion der Haut notwendigen Stoffe hingegen weitgehend schont. Dies gilt für alle Hauttypen. Denn man weiß inzwischen, daß die Anwendung rigoros entfettender Substanzen die Talgdrüsen nur zu vermehrter Produktion anregt. Deshalb lieber mild reinigen und danach ein leicht saures Toilettewasser benutzen, um vergröberte Hautporen zu schließen sowie noch vorhandenes, überschüssiges Fett zu entfernen.
Beginnen wir aber jegliche Reinigung auch mit der guten alten Seife! Es gibt ein Für und Wider zur Seifenbenutzung für Gesicht und Hals. Unsere Seifenrezepte haben allesamt den sogenannten »Rückfetteffekt«, sie enthalten wertvolle Pflanzenöle aus eigener Herstellung, welche die Haut nicht nur auf schonendste Weise reinigen, sondern ihr zugleich auch das notwendige Fett zuführen. Daß sie dafür weniger schäumen als die üblichen Seifen, soll uns nicht stören. Die chemischen Zusätze, die den Schaum der »wilden Frische« erzeugen, fehlen bei uns. Und das dient ganz und gar der Gesunderhaltung nicht nur unserer Körperoberfläche, sondern des ganzen Organismus.

Die Herstellung von Seifen

Poppäas Milch-Mandel-Seife

50 g weiße Toilettenseife
100 g weißes Bienenwachs
40 ml Rosenwasser
20 g Magermilch
20 ml süßes Mandelöl

Daß die schöne römische Kaiserin Poppäa mit Milchbädern ihre Schönheit zu erhalten suchte, ist bekannt. Wir machen uns auch heute noch ihre kosmetischen Geheimnisse zunutze. Denn die wertvollen Eiweißbausteine der Milch und die nährenden, beruhigenden Substanzen des Mandelöls gehen eine harmonische Verbindung ein.

Die Toiletteseife wird feingeschnitzelt. Dann schmilzt man sie in einem bauchigen Gefäß im heißen Wasserbad, und unter Rühren mit einem Holzspachtel oder -löffel fügt man das Bienenwachs hinzu. Das Rosenwasser leicht erwärmen und vorsichtig mit dem Magermilchpulver cremig rühren. Dieses Gemisch mit dem süßen Mandelöl zusammen in die noch heiße Seifenschmelze einrühren. Unter Rühren erkalten lassen. Entweder kleine, runde Bällchen formen, die man in Seidenpapier aufhebt, oder noch warm in Plastikförmchen (Herze, Sternchen etc.) gießen, im Kühlschrank erkalten lassen und mit einem spitzen Messer herausheben. Diese Seife ist auch als Geschenk zu empfehlen!

Imker Schröders Honigseife

40 g weiße Rasierseife
60 g gelbes Bienenwachs
40 ml Bienenhonig
30 ml Olivenöl
40 ml destilliertes Wasser

Bienenwachs und Bienenhonig erfreuen nicht nur den Imker! Es fällt auf, daß Imker (und natürlich Imkerinnen) zumeist eine wunderschöne, jugendliche, weiche Haut haben. Sicher ist das ihrem ständigen Umgang mit diesen Kostbarkeiten zuzuschreiben – und dem reichlichen Honiggenuß. Wir aber machen uns solche Erkenntnisse gern für unsere Kosmetikküche zunutze.

Rasierseife feinschnitzeln und mit dem Bienenwachs im heißen Wasserbad zusammenschmelzen. Etwas auskühlen lassen und sodann Bienenhonig, Olivenöl und das leicht erwärmte destillierte Wasser unterrühren. Die Seife noch warm auf ein geöltes Brett gießen und nachher in Vierecke schneiden. Oder in hübsche Plastikförmchen gießen, im Kühlschrank erkalten lassen. Mit einem spitzen Messer herausheben.

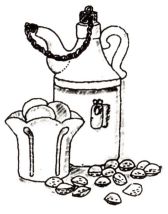

Schäfers Beinwell-Heilseife

50 g weiße Toiletteseife
30 g Beinwellwurzel, feinstgerieben
40 ml Olivenöl
20 ml Rosenwasser

Die Toiletteseife feinschnitzeln. Beinwellwurzel in einem Glas mit Olivenöl übergießen und zwei Tage ziehen lassen. Danach durch ein Haarsieb pressen. In heißem Wasser Toiletteseife schmelzen. Das Beinwellöl unterrühren. Rosenwasser erwärmen und beifügen. Vor dem Erkalten kleine Bällchen formen und in Buntpapier hüllen.

Diese Seife eignet sich gut für leicht entzündete Haut, vor allem auch für Hausfrauenhände!

Naturkräuter-Seife

60 g weiße Toiletteseife
100 g weißes Bienenwachs
20 g Ringelblumenblüten
20 g Kamillenblüten
50 ml Olivenöl
50 ml destilliertes Wasser

Die weiße Toiletteseife feinschnitzeln. Mit dem Bienenwachs in heißem Wasserbad schmelzen. Ringelblumen- und Kamillenblüten zwischen den Fingern fein zerreiben. In Glasbehälter schichten. Das Olivenöl übergießen und zwei Tage lang ziehen lassen. Mit einer Holzkelle durch ein Haarsieb pressen, so daß nur der trockene Pflanzenrest zurückbleibt. In heißem Wasserbad mit dem Seifen-Wachs-Gemisch zusammenschmelzen. Das destillierte Wasser separat erwärmen und hinzufügen. Das warme Gemisch zu Bällchen formen, erkalten lassen und in Seidenpapier gehüllt aufbewahren.

Auch diese Seife eignet sich hervorragend für die Reinigung der empfindlichen, überbeanspruchten Haut. Sie fettet zurück und kann unbesorgt auch für das Gesicht verwendet werden.

Avocado-Flüssigseife

50 g weiße Rasierseife
60 g weißes Bienenwachs
40 ml Avocadoöl
100 ml Orangenblütenwasser

Die weiße Rasierseife feinschnitzeln. In heißem Wasserbad mit dem weißen Bienenwachs zusammenschmelzen. Das Avocadoöl separat im Wasserbad etwas erwärmen und unter die Seifen-Wachs-Schmelze rühren. Das Orangenblütenwasser erwärmen und ebenfalls unterrühren.

Da Avocadoöl reich an Vitaminen ist (A, Vitamin-B-Komplex und E), ist diese Seife besonders für die trockene, reife Haut gedacht. Sie werden merken, daß die Haut nach dem Waschen viel weniger spannt als nach dem Gebrauch normaler Seifen.

Reinigungsmilch und andere Reinigungspräparate

Sahnige Reinigungsmilch

40 cl süßes Mandelöl
20 g Doritin
20 g Magermilchpulver
100 ml Orangenblütenwasser

Man verrührt Mandelöl mit Doritin. Das Magermilchpulver gibt man klümpchenfrei zu dem Orangenblütenwasser. Dann wird alles zusammengegossen und in einer Glasflasche mit Verschluß (oder in einem Flacon) kräftig geschüttelt.

Zur Reinigung jeweils eine kleine Quantität auf den angefeuchteten Wattebausch geben und damit die Haut von Hals und Gesicht in sanften aufsteigenden Strichen gründlich reinigen. Wiederholen Sie den Vorgang zwei- bis dreimal. So lange, bis Ihr Wattebausch weiß bleibt. Dann erst die pflegende Creme auftragen.

Mandelpaste à la Nofretete

50 ml süßes Mandelöl
30 g Doritin
20 g Hafermehl
10 g Orangenschalenaroma

Dieser Paste soll die sagenhafte Nofretete ihre andauernde Schönheit verdankt haben! Die Zubereitung ist ganz einfach. Alle vier Zutaten werden miteinander verrührt. Vor der Benutzung wird die Haut angefeuchtet und die Paste in sanften Kreisen darauf verrieben. Danach mit viel Wasser abspülen.

Die Paste wirkt hervorragend bei müder, schlaffer und schlecht durchbluteter Haut. Auch abgestorbene Hautzellen und sonstige unnötigen Teilchen werden damit entfernt.

Molke-Reinigungsmilch

¼ l Molke
60 g Hafermehl
20 ml Reisöl
20 g Mandelkleie

Molke hat eine vorzüglich desinfizierende, hautreinigende Wirkung, weshalb sie mehr und mehr ihren Platz in der Naturkosmetik findet. In der Kombination mit dem vitaminreichen Reisöl baut die Molke den natürlichen Hautschutz mehr und mehr wieder auf. Man rührt Molke und Hafermehl klümpchenfrei zusammen, gibt das Reisöl hinzu und zuletzt die Mandelkleie.

Jeweils eine kleine Menge in die hohle Hand geben und damit kreisend Gesicht, Hals und Dekolleté abwaschen. Mit Wasser nachspülen.

Deodorantspülung Natur

40 g Kamillenblüten
20 g Lavendelblüten
20 g Rosmarinblätter
2 l Wasser

Man zerreibt die Kamillen-, Lavendelblüten und Rosmarinblätter zwischen den Fingern und hebt sie in einem weitbauchigen Glasgefäß mit Stöpsel auf. Für den jeweiligen Gebrauch wird 1 Eßlöffel auf 2 Liter sprudelnd kochendes Wasser gerechnet, mit dem man die Kräuter übergießt. Zugedeckt erkalten lassen. Danach durchseihen.

Die Spülung ist erfrischend an heißen Tagen und während der Menstruation.

Lavendel-Erfrischungsöl

30 g Lavendelblüten
10 g Johanniskrautblüten
20 g Kornblumen
200 ml Olivenöl
¼ l Weißwein

Die zwei Blütenarten und die Kornblumen fein zerreiben, mischen und in einen Glasbehälter schichten. Das Olivenöl wird mit Weißwein verquirlt und über die Kräuter gegossen. Vier Tage lang ziehen lassen. Danach in heißem Wasserbad unbedeckt erhitzen, wobei man öfters umrühren muß. Nach 10 Minuten durch einen Kaffeefilter gießen. Pflanzenrückstände gut ausdrük-

ken. In braune Apothekerfläschchen abfüllen und vor Licht geschützt aufbewahren.
Der feine Duft des Öles erfrischt nachhaltig. Man benutzt es an heißen Tagen auch für die Achselhöhlen und an den Schläfen.

Orientalisches Reinigungsgel

30 g rote Rosenblätter (frisch oder getrocknet)
20 g Zitronenmelissenblätter
20 g Veilchenblätter
150 ml Orangenblütenwasser
20 g Agar-Agar
20 g Beinwurz

Rosen-, Zitronenmelissen- und Veilchenblätter in ein bauchiges Glasgefäß schichten, gut mischen. Das erwärmte Orangenblütenwasser übergießen. Zwei Tage lang ziehen lassen. Durch einen Kaffeefilter gießen und gut auspressen. Das entstandene Blütenwasser erhitzen und klümpchenfrei mit Agar-Agar verrühren. Beinwurz in einer Pfeffermühle feinmahlen. Mit etwas Orangenblütenwasser bedecken und einige Stunden quellen lassen. Danach durch ein Haarsieb pressen. Mit dem Agar-Agar-Gemisch verrühren.

Das Reinigungsgel abends dünn auf Gesicht, Hals und Dekolleté geben. Mit angefeuchtetem Wattebausch abwischen. Es ist sehr gut für fettige und feuchtigkeitsarme Haut.

Gurken-Reinigungsmilch

½ Salatgurke
30 ml Glyzerin
40 ml Rosenwasser

Die Salatgurke auf einem Glashobel reiben und das entstandene Mus durch ein Leinentuch drücken. Den Gurkensaft mit Glyzerin und Rosenwasser in einer Glasflasche mit Stöpsel kräftig schütteln.

Diese Reinigungsmilch hält sich im Kühlschrank zirka eine Woche. Sie ist ebenso erfrischend wie hautstraffend und ideal für die sehr reife, schlaffe, schlecht durchblutete Haut.

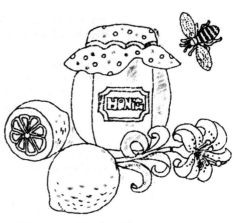

Zitronen-Honig-Cleanser

30 ml Zitronensaft
30 g Bienenhonig
200 ml destilliertes Wasser

Alle drei Zutaten zusammengeben und kräftig durcheinanderschütteln. Am besten in braungefärbten Apothekerflaschen aufbewahren.

Zitronensaft belebt und hellt die Haut auf. Zusammen mit reinem Bienenhonig ergibt sich ein sehr erfrischendes Reinigungswasser, das, morgens und abends angewendet, zusammenziehende Lotionen überflüssig macht. Sehr gut ist der Cleanser auch bei Mitessern und Pustelbildung.

Honig-Weizen-Waschemulsion

30 g Bienenhonig
30 ml Weizenkeimöl
40 g Mandelkleie
20 g Orangenschale

Bienenhonig mit Weizenkeimöl zusammen verrühren. Dannach die Mandelkleie beifügen.

Dickschalige Orangen so schälen, daß zwei Hälften entstehen. Diese Hälften sehr heiß und gut waschen. An der Luft trocknen lassen. Danach auf einer feinen Glasreibe abreiben. Nochmals einen Tag lufttrocknen lassen, wobei man das Gemisch auf Pergamentpapier ausbreitet. Das getrocknete Gemisch unter die ersten drei Zutaten mengen.

Diese Waschemulsion wird auf den angefeuchteten Wattebausch oder Waschlappen gegeben. Man reinigt mit sanften Kreisen, vom Dekolleté aufsteigend, bis zur Stirn, die Haut sorgsam damit. Das wirkt wie ein sehr sanftes, aromatisches Peeling, das zugleich abgestorbene Hautzellen entfernt und sehr erfrischt. Danach mit viel Wasser nachspülen.

Gundelrebenlotion

60 g Gundelrebenblüten
200 ml destilliertes Wasser
100 ml Orangenblütenwasser
30 ml Zitronensaft

Gundelrebenblüten mit dem kochenden Wasser überbrühen und zugedeckt erkalten lassen. Danach durch ein Haarsieb gießen und den Pflanzenrückstand auspressen. Orangenblütenwasser und Zitronensaft beifügen und alles kräftig schütteln. In braunen Apothekerflaschen kühl aufbewahren.

Die Gundelrebe war schon in der Antike für die reinigende Kosmetik bekannt. Sie wirkt auch heilend und empfiehlt sich daher bei kleinen Hautrissen und Wunden.

Schonende Kamillenreinigung

30 g Römische-Kamille-Blüten
130 ml Distelöl

Die Römische-Kamille-Blüten zwischen den Fingern fein zerreiben. In einem hitzefesten Glasgefäß mit Öl übergießen und in heißem Wasserbad 1 Stunde lang erhitzen. Dabei soll das Gefäß unbedeckt bleiben. Erkalten lassen und durch einen Kaffeefilter gießen. Pflanzenrückstand gut auspressen.

Das Kamillenöl auf einen feuchten Wattebausch träufeln, damit das Gesicht reinigen. Kühl aufbewahren.

Die empfindliche, zu Entzündungen neigende Haut ist dankbar für diese milde Reinigung, die auch bei Ekzemen und Hautallergien angebracht ist. Die angegriffene, trockene Haut beruhigt sich sehr rasch bei regelmäßiger Pflege mit diesem Öl.

Sesamöl-Reinigungscreme Hepzibah

30 ml Sesamöl
50 g Doritin
30 ml Rosenwasser

Man rührt Sesamöl und Doritin zusammen und fügt Rosenwasser hinzu.
Sesamöl enthält viel Eiweiß und wichtige Mineralstoffe. Es war schon bei den alten Römern (und Römerinnen!) beliebt. Vor allem die reife Haut, die fettarm ist und leicht spannt, läßt sich mit einer solchen Reinigungscreme verwöhnen. Der zarte Duft wirkt belebend. Bei bestehender Hautallergie ist diese Form der Hautreinigung wärmstens zu empfehlen. Denn sie reizt nicht und enthält keine Konservierungsmittel, welche der Allergie neue Nahrung gäben.

Nach der Reinigung: beleben und stärken

Nichts ist so wichtig und angenehm für die eben gereinigte Haut wie die nachfolgende Erfrischung mit einer belebenden Lotion. Ganz gleich, ob Ihre Haut normal oder fettig, trocken oder partiell fettig und trocken ist, sie braucht die Erfrischung mit einem guten Gesichtswasser. Vergessen Sie jedoch nicht, auch Ihren Hals und das Dekolleté zu erfrischen. Beide werden es Ihnen durch gestraffte Konturen und reine, faltenarme Haut danken.
Es gibt zwei Arten von belebenden Tonics und wirkstoffreichen Lotionen zum Wohl der Haut: jene mit und jene ohne Alkohol.
Die fettige, robuste Haut, mit ihrer Neigung zu Unreinheiten und Mitessern, Pusteln wie Ekzemen, sollte mit alkoholhaltigen Wässern behandelt werden.
Anders die empfindliche, trockene, vorzeitig gealterte und sehr dünne Haut, die oft auch geplatzte Äderchen zeigt: Für sie wären solche Gesichtswässer Gift. Vielmehr braucht sie Beruhigung und sanfte Frische ohne Alkohol, dafür mit den wertvollen Pflanzenhormonen ausgesuchter Extrakte.
Hier noch ein wichtiger Tip: Lassen Sie das Gesichtswasser voll in Ihre Haut eindringen! Es wäre schade, es wegzuwischen, weil dadurch die beabsichtigte Wirkung fortfiele.
Da wir auch alle unsere Gesichtswässer und Lotionen ohne Konservierungsmittel herstellen, versteht es sich von selbst, daß sie kühl gehalten werden müssen. Durchschnittlich halten unsere Gesichtswässer eine Woche lang. Entsprechend sind die Mengen klein gehalten.
Ist das Leitungswasser sehr kalkhaltig, so sollte man immer eine Lotion für das Gesicht dem Wasser vorziehen.

Alkoholfreie Wasser und Lotionen

Zitronenwasser

30 ml Zitronensaft, frisch gepreßt
50 ml Orangenblütenwasser
100 ml destilliertes Wasser

Alle drei Flüssigkeiten in einem braunen Apothekerfläschchen zusammenschütteln. Durch seinen Säuregehalt und den angenehmen Duft belebt Zitronenwasser und stellt die Schutzfunktion des Säureschutzmantels angegriffener Haut allmählich wieder her. Es eignet sich auch zum Bleichen von Sommersprossen, wenn man es regelmäßig dreimal am Tag anwendet.

Huflattichblütenwasser

25 g Huflattichblüten
¼ l destilliertes Wasser
20 ml Rosenwasser

Huflattichblüten in einem emaillierten Topf in dem Wasser aufkochen und zugedeckt erkalten lassen. Danach gießt man den Sud durch ein Haarsieb und mischt das Rosenwasser unter.

Huflattich war schon der großen Kräuterkundlerin Hildegard von Bingen gut bekannt. Dank ihrer besänftigenden Wirkung sind Huflattich und Blütenwässer auch für empfindliche Haut und als Kompressen für Gesicht und Hals sehr gut geeignet.

Kamillen-Rosen-Lotion

20 g Kamillenblüten
200 ml Wasser
30 ml Rosenwasser
20 ml Zitronensaft

Kamillenblüten 3 Minuten lang in dem Wasser kochen und den Tee zugedeckt erkalten lassen. Danach durch ein Haarsieb gießen und den Pflanzenrückstand fest auspressen. Den entstandenen Kamillentee mit Rosenwasser und Zitronensaft vermischen und in braune Apothekerfläschchen füllen.

Die Wirkung ist seit Jahrhunderten bekannt; denn die Kamille beruhigt dank ihres Gehaltes an Azulen. Aber sie reinigt und heilt auch. Sie ist ganz besonders für die empfindliche, zu Rötungen neigende Haut geeignet, die man als »nervöse« Haut bezeichnet.

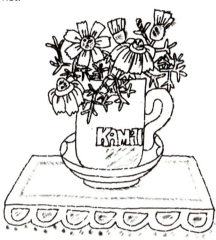

Allantoin-Tonic

35 g Beinwurz
200 ml Wasser
20 g Bienenhonig

Beinwurz in einer Pfeffermühle feinreiben. Dann kocht man sie in einem emaillierten Topf in dem Wasser auf und läßt sie 25 Minuten leise kochen. Danach erkalten lassen und durch einen Kaffeefilter seihen. Den schleimigen Planzenrückstand gut auspressen. Mit dem Bienenhonig kräftig durchschütteln und in braune Apothekerfläschchen abfüllen.

Dies Tonic enthält, wie sein Name schon sagt, vor allem Allantoin, das der Haut Feuchtigkeit gibt und faltenmildernd wirkt. Die Vitalstoffe des beigefügten Bienenhonigs erhöhen seine Wirkung und beleben die reife und schlaffe Haut.

Gurkenwasser Aurora

½ Salatgurke
100 ml Orangenblüten-
wasser
30 ml Zitronensaft
10 ml süßes Mandelöl

Die geschälte Salatgurke auf einer Glasreibe reiben. Durch ein weißes Leinentuch pressen. Mit dem Orangenblütenwasser, Zitronensaft und Mandelöl kräftig durchschütteln. Im braunen Apothekerfläschchen aufheben. Vor dem Gebrauch aufschütteln, damit sich das Öl wieder mit der Flüssigkeit verbindet.

Berühmt ist die Gurke in der Schönheitspflege seit der Antike. Man erkannte früh ihre reinigende, erweichende Wirkung. Die schöne Mätresse Aurora von Königsmarck erhielt sich ihre Anziehungskraft bis ins hohe Alter durch Gurkenwaschungen des ganzen Körpers.

Quitten-Tonicwasser

30 g Quittenkerne
200 ml Wasser
50 ml Hamameliswasser

Quittenkerne 5 Minuten lang in dem Wasser kochen. Dann gießt man die schleimige Masse durch ein Sieb. Nach dem Erkalten mit dem Hamameliswasser vermischen.

Die Lotion eignet sich wegen ihrer Milde auch für die empfindliche Augenpartie. Wer unter Tränensäcken und geschwollenen Augenlidern leidet, sollte sie morgens und abends leicht mit dem Zeigefinger einklopfen. Auch Hautrisse heilen rascher nach der Behandlung mit dem feinen Quitten-Tonicwasser.

Minzen-Erfrischungslotion

25 g Minzenblätter und
-blüten
¼ l Wasser
50 ml Hamameliswasser

Minze bei kleiner Flamme in dem Wasser kochen, etwa eine Viertelstunde lang. Nach dem Erkalten gießt man den Tee durch einen Kaffeefilter. Kräftig mit dem Hamameliswasser zusammenschütteln und in braune Apothekerfläschchen füllen.

Diese Lotion eignet sich besonders gut für die fettige Haut. Die ätherischen Öle und zusammenziehende Substanzen verengen große Poren und straffen die Konturen. An heißen Tagen und bei Kopfweh hilft oft das Benetzen der Schläfen mit dieser Lotion.

Altenglisches Orangen-Rosenwasser

40 ml Orangensaft
100 ml Rosenwasser
10 ml Toilette- oder Apfelessig

Die Zutaten zusammenschütteln. Möglichst kühl und ohne Lichteinwirkung aufheben. Schon die große Lebedame Ninon de l'Enclos verwandte im 17. Jahrhundert dieses Gemisch, um sich begehrenswert zu erhalten. Man sieht: Die einfachsten Schönheitsmittel sind die wirkungsvollsten.

Stärkendes Schachtelhalm-Adstringens

30 g Schachtelhalmtee
¼ l destilliertes Wasser
30 ml Rosenwasser
10 g Bienenhonig

Schachtelhalmtee mit dem Wasser in einem emaillierten Kochtopf aufkochen und bei kleiner Flamme 10 Minuten lang weiterkochen lassen. Zugedeckt erkalten lassen. In einem Kaffeefilter abseihen. Den Pflanzenrückstand gut auspressen. Das Rosenwasser mit dem Bienenhonig gut verquirlen. Beides zum Schachtelhalmtee gießen. In braunem Apothekerfläschchen aufheben.
Die stärkenden und zusammenziehenden Wirkstoffe des Schachtelhalmes, wie Kieselsäure, Kalzium, Eisen, Tannin und Vitamin C, machen ihn zu einem in der Kosmetik vielverwendeten Zusatz. Auch bei Hautleiden wirkt Schachtelhalm mildernd.

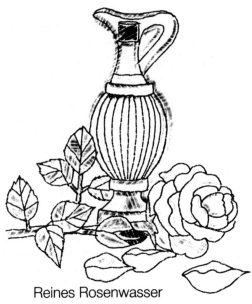

Reines Rosenwasser

300 g rote Rosenblätter, möglichst duftende, frisch gepflückt
½ l destilliertes Wasser

Rosenblätter sorgfältig in ein feuerfestes Glas schichten, destilliertes Wasser darübergießen und beides bei mittlerer Flamme erhitzen. Das Wasser darf nicht kochen! Danach das Gefäß vom Feuer nehmen und mit einem Holzlöffel (kein Metall- oder Silberlöffel!) gut umrühren. Danach bedeckt abkühlen lassen. Man läßt das Gemisch noch eine Nacht lang ziehen und gießt es am Morgen durch ein Sieb. Es hält sich gekühlt eine Woche lang.

In der gleichen Weise läßt sich Orangenblütenwasser herstellen. Kräuterhandlungen führen zumeist auch Orangenblüten, wobei die geöffneten Orangenblüten weit billiger sind als die geschlossenen. Die schon geöffneten reichen aber zur Herstellung von Orangenblütenwasser völlig aus.

Immergrünlotion

25 g Immergrünblätter
¼ l destilliertes Wasser
15 g Tonerde (Bolus alba)
20 ml Zitronensaft

Immergrünblätter dreimal in dem destillierten Wasser aufkochen und den Tee zugedeckt erkalten lassen. Danach durch ein Haarsieb gießen. Vorsichtig die Tonerde unterrühren und mit dem Zitronensaft verquirlen. In braune Apothekerfläschchen füllen. Kühl aufbewahren.
Sogar zu »Zaubertränken« wurde Immergrün im Mittelalter verwandt. Es wirkt heilend und zusammenziehend, aber auch reinigend bei Ekzemen und Hautunreinheiten. Es ist ideal für die fettige Haut, die es auf das normale Maß zurückstimuliert. Morgens und abends etwas auf einen angefeuchteten Wattebausch geben und damit gründlich Gesicht, Hals und Dekolleté benetzen. Nachher nicht abwaschen!

Alkoholhaltige Gesichtswässer

Besonders erfrischend und für die fettige, unreine oder die schlaffe, alternde Haut eignen sich alkoholhaltige Gesichtswässer und Lotionen. Wer Mitesser hat, wird erfreut sein über die klärenden Eigenschaften solcher Gesichtswässer. Ihre antiseptische Wirkung entfernt auch Keime, die aus der verschmutzten Luft anfliegen. Sie können sich bei regelmäßiger Pflege also gar nicht erst auf unserer Körperoberfläche ansiedeln.

Königinnenwasser

Schale einer Zitrone, ungespritzt, naturbelassen
20 g Lavendelblüten
30 g Orangenblüten
20 g Pfefferminze, getrocknet
10 g Rosmarinblätter und -blütenspitzen
200 ml verdünnter Weingeist, 70 %
100 ml destilliertes Wasser

Die Schale einer naturbelassenen (nicht gewachsten) Zitrone vorsichtig von den weißen Häutchen befreien und sehr fein stifteln. Die Lavendel- und Orangenblüten zwischen den Fingern ganz fein zerreiben. Ebenso Pfefferminze und Rosmarin. Alles gut gemischt in einem bauchigen Glasgefäß (oder auch aus Porzellan) aufeinanderschichten und mit dem Weingeist übergießen. Alufolie überlegen und an einem warmen Ort sechs Tage lang ziehen lassen. Danach zuerst durch ein gröberes und dann durch ein sehr feines Sieb gießen. Mit einem Holzlöffel den Pflanzenrückstand gut auspressen. Mit dem destillierten Wasser mischen und in einen schönen Flacon oder braunes Apothekerfläschchen gießen.

Dieses altbekannte Toilettewasser machte einst eine Königin so schön, daß sie noch im reifen Alter die Liebe eines Monarchen errang. Es wirkt zusammenziehend, aber auch beruhigend. Die zarte Duftmischung gibt den unvergeßlichen nostalgischen Reiz. Es ist wirksam auch bei unreiner, fettiger Haut. Dieses Wasser eignet sich gut als Geschenk für eine liebe Freundin, Schwester oder Mutter.

Lavendelblütenessenz Kaiserin Sissi

40 g Lavendelblüten, getrocknet
130 ml Alkohol, 50 %
200 ml destilliertes Wasser

Die Lavendelblüten werden in eine bauchige Flasche geschichtet. Man gießt den Alkohol darüber, verschließt sie gut und läßt das Gemisch drei bis vier Wochen luftdicht an einer dunklen Stelle ziehen. Danach wird es durch ein Haarsieb gegossen, der Pflanzenrückstand noch gut ausgepreßt und das destillierte Wasser damit vermischt.

Lavendelblütenessenz war das Lieblingswasser der berühmt-schönen österreichischen Kaiserin Elisabeth, die alle Welt nur liebevoll »Sissi« nannte. Die Kaiserin duftete stets nach Lavendel. Auf Bällen trug sie in ihrer Robe ein mit dieser Essenz besprengtes Tüchlein am Busen.

Lavendelgeist

40 g Lavendelblüten
200 ml Alkohol, 90 %
50 ml Hamameliswasser

Man gibt die Lavendelblüten in ein weites Gefäß und gießt den Alkohol darüber. Mit einer Alufolie bedecken und gut zubinden. Nach zwölf Tagen durchfiltern und mit dem Hamameliswasser vermischen.

Das Wasser ist besonders für fettige, angegriffene Haut ideal. Man gibt einige Tropfen des Lavendelgeistes auf einen Wattebausch und behandelt damit die Haut nach der Reinigung. Wer für schlaffe Haut am Hals etwas Gutes tun will, benetzt eine elastische Mullbinde mit dieser Flüssigkeit und windet sie sich für zwei bis drei Stunden um den Hals. Bei mehrmaliger wöchentlicher Anwendung verschwinden die »Jahresringe« weitgehend!

Rote Sandelholzlotion

20 g Sandelholz
100 ml Alkohol, 50 %
¼ l Rosenwasser

Sandelholz in ein Glasgefäß geben, mit Alkohol übergießen und gut verschließen. Zwei Wochen lang ziehen lassen. Danach durch ein Haarsieb gießen. Mit dem Rosenwasser vermischen und am besten in braunen Apothekerfläschchen gut verkorkt aufheben.

Rotes Sandelholz wirkt stark zusammenziehend. Wir verwenden die Lotion nach der Reinigung, indem wir ein paar Tropfen auf den angefeuchteten Wattebausch geben und in sanften Strichen die Haut damit behandeln.

Tonerde-Zitronen-Lotion

20 g Tonerde (Bolus alba)
100 ml destilliertes Wasser
20 ml Zitronensaft
20 ml Alkohol, 50 %

Tonerde im destillierten Wasser auflösen und Zitronensaft dazugeben. Gut durchmischen und mit Alkohol auffüllen.
Die Lotion ist speziell für die fettige, unreine und zu Ekzemen neigende Haut gedacht, die auch tagsüber mehrmals damit behandelt werden sollte. Diese Kur führt man günstigenfalls acht Tage lang durch, wobei keinerlei Make-up aufgetragen wird.

Malvenlotion

30 g Malvenblüten
200 ml destilliertes Wasser
20 ml Alkohol, 50 %
50 ml Orangenblütenwasser

Man kocht die Malvenblüten in dem destillierten Wasser 10 bis 15 Minuten bei mittlerer Flamme und läßt den Tee zugedeckt erkalten. Dann gießt man alles durch ein Haarsieb. Danach mit dem Alkohol und dem Orangenblütenwasser vermischen. Man gießt die Malvenlotion in braune Apothekerfläschchen und bewahrt sie kühl auf.
Malven haben beruhigende und mildernde Eigenschaften. Daher ist diese Lotion besonders für die irritierte, nervöse Haut gedacht. Wenn man unter Streß steht und rote Flecken entstehen, sollte man einen Wattebausch mit dieser Lotion tränken und in sanften Strichen damit Gesicht und Hals behandeln.

Holunderblütenessenz

40 g Holunderblüten
¼ l destilliertes Wasser
60 ml Alkohol, 50 %
50 ml Rosenwasser
40 ml Hamameliswasser

Holunderblüten im destillierten Wasser aufkochen und zugedeckt erkalten lassen. Danach durch ein Haarsieb gießen. Blütenrückstand gut auspressen. Man gießt nacheinander den Alkohol, das Rosen- und das Hamameliswasser zu der Flüssigkeit und schüttelt alles zusammen kräftig durch. Am besten in braunen Apothekerflaschen aufheben.

Der schwarze Holunder, der hier verwendet wird, enthält wertvolle ätherische Öle, Stoffe der Gerbsäure, welche zusammenziehend und heilend wirken, Pektin, welches imstande ist, Flüssigkeit in der Haut zu halten, und fettige Substanzen, die das Hautfett harmonisch ergänzen. Schon im Mittelalter kannte man den Schwarzen Holunder und seine Heilkraft bei Haut- und Augenlidentzündungen. Bei müden Augen gibt man ein paar Tropfen dieser Essenz auf angefeuchtete Wattebäusche und legt diese auf die Augenlider.

Hautstraffendes Hopfentonikum

30 g Hopfendolden
200 ml destilliertes Wasser
30 ml Alkohol, 50 %
40 ml Rosenwasser

Hopfendolden im destillierten Wasser 10 bis 15 Minuten lang bei mittlerer Flamme kochen. Danach zugedeckt erkalten lassen. Durch ein Haarsieb gießen. Mit Alkohol und Rosenwasser mischen. In braune Apothekerfläschchen gießen. Kühl aufbewahren.

Hopfen ist aufgrund seiner Pflanzenhormone ein wertvolles Kosmetikum. Er stärkt und strafft bei regelmäßiger Anwendung die reife Haut, verflacht Faltenreliefs und hebt die Konturen wieder. Mit einem Wort: Er verjüngt die Haut.

Nach jeder Hautreinigung trägt man von diesem Tonikum etwas auf Gesicht, Hals und Dekolleté auf. Sehr gut wirkt bei Halsfalten ein Halswickel, der vorher mit dem Tonikum getränkt wurde. Er soll mindestens eine Stunde lang einwirken.

Eibischblütenessenz

30 g Eibischblüten
150 ml destilliertes Wasser
30 ml Alkohol, 50%
50 ml Hamameliswasser

Eibischblüten mit destilliertem Wasser 10 Minuten lang bei mittlerer Flamme kochen. Dann läßt man den Tee zugedeckt erkalten. Danach filtert man ihn durch ein Haarsieb und drückt die Pflanzenrückstände gut aus. Nun gibt man den Alkohol und das Hamameliswasser hinzu. In braunen Apothekerfläschchen kühl aufbewahren.

Speziell für die empfindliche Haut, die auch leicht spröde ist, eignet sich dieses Wasser. Bei Rötungen empfiehlt sich eine Auflage von feuchten Leinenläppchen, die mit der Eibischblütenessenz getränkt wurden.

Lindenblütenalkohol

35 g Lindenblüten
100 ml Alkohol, 50 %
100 ml destilliertes Wasser
100 ml Orangenblüten-
wasser

Lindenblüten in eine bauchige Flasche oder einen Flacon schichten und den Alkohol daraufgießen. Gut verschließen und zwei Wochen an einem dunklen Ort ziehen lassen. Danach durch ein Haarsieb filtrieren und den Blütenrückstand gut auspressen. Mit dem destillierten Wasser und Orangenblütenwasser vermischen. In ein braunes Apothekerfläschchen oder einen Flacon füllen. Kühl aufbewahren.

Lindenblütenalkohol ist sehr erfrischend. Man kann ihn sowohl nach der Reinigung der Haut anwenden als auch zum Badewasser fügen. Ein solches Bad wirkt bei nervösen Zuständen beruhigend.

Salbeilotion

40 g Salbeiblätter
80 ml Alkohol, 70 %
100 ml destilliertes Wasser
100 ml Hamameliswasser

Salbeiblätter in eine weitbauchige Flasche schichten und Alkohol darübergießen. Zwei Wochen lang an einem dunklen Ort fest verschlossen ziehen lassen. Danach gießt man das Gemisch durch ein Haarsieb und drückt den Pflanzenrückstand gut aus. Man füllt mit dem destillierten und dem Hamameliswasser auf. Am besten in braunem Apothekerfläschchen aufbewahren.

Die Salbeilotion wirkt straffend und belebend, sie ist sehr gut geeignet für die fettige Haut. Diese berühmte Pflanze war schon im 13. Jahrhundert in der Medizin hoch angesehen.

Toilette-Essig

Sehr beliebt waren in früherer Zeit Kombinationen von Pflanzen, Blüten und Wein- oder Apfelessig. Die moderne Kosmetik hat sich mit Recht ihrer wieder erinnert. Denn abgesehen von ihrer erfrischenden, belebenden Wirkung sind Toilette-Essigmischungen sehr wirksam, um den Säuremantel der angegriffenen Haut zu schützen oder wiederherzustellen, die Haut aufzuhellen, sie straffer werden zu lassen. Das geflügelte Wort früherer Zeiten: »Frau Nachbarin, Ihr Fläschchen«, bezog sich auf den Toilette-Essig, der als Mittel gegen Ohnmachten verbreitet war.

Es gibt viele hervorragende Kombinationen mit Essig. Ich habe die schönsten hier zusammengestellt.

Rosenessig nach Diane de Poitiers

100 g rote, duftende Rosenblätter, frisch gepflückt
200 ml Apfelessig
100 ml destilliertes Wasser

Die duftenden Rosenblätter in einem bauchigen Kristallflacon oder einer Glasflasche aufeinanderschichten. Den Apfelessig übergießen. Zwei Tage ziehen lassen, wobei der Flacon fest geschlossen sein muß. Danach die Blätter abfiltern und gut auspressen. Destilliertes Wasser zusetzen.

Die wunderschöne Diane, zu deren Anbetern zwei französische Könige zählten, pflegte sich mit diesem Rosenessig bis ins hohe Alter. Als sie starb, schrieb ein Chronist: ».. . legte man Marmor zu Marmor«! Sie war zeitlos schön geblieben.

Veilchenessig

30 g Veilchenblüten, frisch gepflückt
¼ l Apfelessig
100 ml destilliertes Wasser
10 g Veilchenwurzelpulver

Die Veilchenblüten in eine bauchige Flasche schichten, den Apfelessig übergießen. Fest verschließen und zwei Tage ziehen lassen. Danach durch ein Haarsieb filtrieren und die Blüten mit einen Holzlöffel auspressen. Etwas von dem destillierten Wasser wegnehmen und darin das Veilchenwurzelpulver glatt anrühren. Zu dem destillierten Wasser gießen und alles miteinander kräftig schütteln.

Arnikablütenessig

30 g Arnikablüten
100 ml Apfelessig
150 ml destilliertes Wasser

Arnikablüten in eine weitbauchige Flasche schichten und Apfelessig darübergießen. Fest verschließen und mindestens zwei Tage lang ziehen lassen. Danach durch ein Haarsieb gießen, wobei die Blütenrückstände noch ausgepreßt werden. Das destillierte Wasser zugießen. Gut durchschütteln.

Efeu-Schönheitsessig

70 g Efeublätter, frisch gepflückt
100 ml Apfelessig
100 ml Rosenwasser

Frische Efeublätter in eine bauchige Flasche schichten und Apfelessig daraufgießen. Gut verkorkt läßt man das Gemisch drei Tage lang ziehen. Danach filtert man es ab, drückt die Blätter mit einem Holzlöffel gut aus und fügt das Rosenwasser hinzu.

Wenn Sie einen Schuß dieses Efeu-Schönheitsessigs in Ihr Badewasser geben, so wird das Bad zu einem besonders entspannenden Erlebnis. Auch zum Nachspülen nach der Kopfwäsche eignet sich dieser Essig sehr gut.

Lavendelessig à la Maintenon

50 g Lavendelblüten, getrocknet
100 ml Weinessig
200 ml Hamameliswasser
20 g Bienenhonig

Die Lavendelblüten werden etwas zerrieben und in eine bauchige Flasche gegeben. Man gießt den erhitzten Weinessig darüber (aber nicht kochendheiß, denn dann platzt die Flasche!). Man läßt das Gemisch gut verschlossen drei Tage lang an einem dunklen Ort ziehen. Dann filtert man es durch Kaffeefilterpapier. Man fügt das Hamameliswasser hinzu und rührt mit einem Holzlöffel den Bienenhonig unter.

Die schöne, intrigante Mätresse Ludwig XIV. regierte mehr als dreißig Jahre hindurch den König – und indirekt auch den Staat. Daß sie verstand, sich zu pflegen, beweist dieser köstliche Lavendelessig, ohne den die Maintenon niemals ihre Morgentoilette begann.

Köstlicher Fliederessig

100 g weiße und lila Fliederblüten, frisch gepflückt
150 ml Weinessig
100 ml destilliertes Wasser

Die Fliederblüten in einer bauchigen Flasche aufeinanderschichten und mit Weinessig übergießen. Fest verschlossen an einem dunklen Ort zwei Tage lang ziehen lassen. Danach durch einen Kaffeefilter gießen und den Blütenrückstand gut ausdrücken. Mit dem destillierten Wasser auffüllen.

Wenn Sie den Fliederessig in einen hübschen Flacon gießen, eignet er sich als Geschenk für Ihre beste Freundin.

Minzenessig

40 g Minzenblätter
20 g Zitronenmelissenblätter
100 ml Weinessig
100 ml destilliertes Wasser

Man mischt die Minzen- mit den Zitronenmelissenblättern und schichtet sie in eine bauchige Flasche. Weinessig übergießen und gut verschließen. Zwei Tage lang an einem dunklen Ort ziehen lassen. Danach durch einen Kaffeefilter gießen und Pflanzenrückstand gut auspressen. Mit dem destillierten Wasser mischen.

Minzenessig ist eine nachhaltige Erfrischung, die sich auch bei trockener, empfindlicher und unreiner Haut empfiehlt; sehr gut auch als Badezusatz im Sommer und zum Benetzen der Achselhöhlen bei starker Transpiration.

Orangentonikum Sauer

2 Orangen, geschält
100 ml Weinessig
200 ml Orangenblütenwasser

Man gibt die Orangen entweder durch den Entsafter oder zerteilt sie in dünne Scheiben und drückt sie mit einem Mulltüchlein aus. Den gewonnenen Saft vermischt man mit Weinessig und Orangenblütenwasser.

Das Tonikum ist vorzüglich gegen fettige Haut mit großen Poren geeignet. Man sollte es stets nach der Reinigung anwenden. Auch bei angegriffener Haut und geschädigtem Säuremantel hilft dieses saure Orangentonikum vorzüglich.

Pflanzliche Duftstoffe

Duftwässer waren bei den schönen Damen der Antike heiß begehrt. Man verwandte für sie die teuren Gewürze, welche heutzutage in unseren Küchen alltägliche Beigabe sind. Zimtborke, Gewürznelken, Vanille, Anis und Fenchel sind nur einige von ihnen. Viele dieser Duftwässer basierten auf Blütenölen, die dann mit destilliertem Wasser verdünnt wurden.

Daß es höchste Zeit wird, sich wieder auf natürliche Düfte und Frucht-, wie Pflanzen- sowie Blütenauszüge zu besinnen, zeigen allerletzte Untersuchungen. So stellten die Autoren des Fachbuches »Zeitbombe Chemie« (a.a.O.) erst vor kurzem fest, daß »bei dem Rahmenrezept eines Rosmarinöls nur 40 Prozent pflanzlicher Wirkstoff waren, die restlichen 60 Prozent setzten sich aus einem Gemisch aus verschiedenen synthetischen Stoffen zusammen«.

Es wird soviel von Arbeitslosigkeit geredet, doch die mannigfaltigen Chancen für eine Renaissance der uralten Heilmittel- und Kräutergewinnung werden immer noch nicht genutzt. Anstatt in der Dritten Welt endlich wieder dort heimische Naturpflanzen anzubauen und zu verarbeiten, zieht es die Industrie hierzulande vor, sich synthetischer Stoffe zu bedienen, die keinerlei Nutzen haben und nur der Gewinnsucht das Wort reden.

Wir wollen uns aber nicht von chemischen Formeln dirigieren lassen, sondern aus der friedlichen, Gesundheit und Schönheit spendenden Natur jene Stoffe wählen, mit welchen wir uns pflegen können.

Die weite Palette der Natur hält für jeden Geschmack das Richtige bereit. Wir brauchen es nur nutzbar zu machen.

Köstlicher Pomander

1 große, dickschalige Apfelsine
40 Gewürznelken

Die Apfelsine mit einem weichen Tuch gut abreiben. Dann besteckt man sie rundherum mit Gewürznelken.
Der feine Duft wird sich bald in der ganzen Umgebung verbreiten. Der Pomander ist ein uraltes Luftverbesserungsmittel aus der galanten Zeit des Rokoko. Anstatt allergieauslösender Sprays können ein paar auf hübsche Teller gelegte Pomander in unseren Zimmern luftverbessernd und aromatisierend wirken.

Sandelholzwasser

20 ml Sandelholzöl
100 ml Alkohol, 90 %
200 ml Hamameliswasser

Sandelholzöl in reinen Alkohol gießen und Hamameliswasser hinzugeben. Gut verschlossen in einem Parfümflacon aufbewahren.
Das Wasser hat einen herben Duft, der sich sehr gut als Geschenk für einen Herrn eignet. Viele Frauen lieben heute auch eher herbe Düfte.

Vanilleparfüm George Sand

2 Stangen Vanille
80 ml Alkohol, 50 %
¼ l destilliertes Wasser

Die Vanillestangen etwas aufschlitzen, in ein bauchiges Glasgefäß stecken und Alkohol darübergießen. Drei Tage lang ziehen lassen, wobei das Gefäß fest verschlossen sein muß. Danach nimmt man die Vanille heraus und füllt mit dem destillierten Wasser auf.

Vanilleparfüm andere Art

1 Stange Vanille
50 ml Olivenöl

Die Vanilleschote aufschlitzen und in 3 cm lange Stücke schneiden. Diese legt man in ein Glas- oder Porzellandöschen, gießt Olivenöl darüber und verschließt es gut. Man läßt die Vanille eine Woche lang ziehen. Dann gießt man das Öl durch ein Haarsieb und quetscht mit einem Holzspachtel den Vanillerückstand gut aus.

Man nehme immer nur einen Hauch davon. Mittels einer Pipette kann man auch einen Tropfen Vanilleparfümöl gewissen Cremes zusetzen, um ihren Geruch zu verbessern.

Veilchenduftwasser

100 g Veilchenblüten, frisch gepflückt
80 ml Alkohol, 50 %
100 ml destilliertes Wasser

Die frisch gepflückten Veilchenblüten (ohne Stengel) in ein bauchiges Glas- oder Porzellangefäß schichten, den Alkohol darübergießen und das Gemisch an einem dunklen Ort eine Woche lang stehen lassen. Dann durch einen Kaffeefilter geben. Den Sud mit dem destillierten Wasser aufgießen und gut durchschütteln. Fest verschlossen halten.

Dieser nostalgische Duft begleitete die Schönen vergangener Zeiten, die in ihren Kleidern stets auch ein damit getränktes Tüchlein am Busen trugen. Sehr gut ist das Wasser übrigens auch, um sich im Sommer zu erfrischen.

Zimtparfüm

4 Stangen Zimtborke
100 ml Alkohol, 90 %
150 ml Rosenwasser
60 ml Orangenblütenwasser

Zimtborke in einen hohen Parfümflacon geben und Alkohol daraufgießen. Gut verschließen und drei Wochen lang an einem dunklen Ort aufbewahren. Danach die Zimtborke entfernen und mit Rosen- sowie Orangenblütenwasser aufgießen.

Zimtparfüm ist nicht jedermanns Sache. Man kann damit auch andere Duftwässer etwas »süßer« machen, indem man es tropfenweise zusetzt.

Duftwasser à la Kameliendame

10 Gewürznelken
2 Stangen Zimtborke
20 g Schwertlilien- oder Veilchenwurzel (Iris)
20 g Sandelholz
100 ml Alkohol, 90 %
100 ml Rosenwasser

Die Gewürze in ein weitbauchiges Glasgefäß schichten und Alkohol daraufgießen. Gut verschließen und immer wieder schütteln. An einem dunklen Ort zwei Wochen lang ziehen lassen. Danach durch einen Kaffeefilter gießen und mit Rosenwasser auffüllen.

Diese Art von Duftwasser eignet sich gut zum Parfümieren von Taschentüchern. Früher trug man kleine getränkte Tüchlein in der Kleidung bei sich. Man kann das Gefäß zur Verbesserung der Raumluft auch offen aufstellen. Bei Nervosität und Kopfschmerzen betupft man sich damit Stirn und Schläfen.

Antiseptische Öle

Im Gegensatz zur kosmetischen Industrie, die nach wie vor chemischen Konservierungsmitteln das Wort redet, obwohl diese zumindest »toxikologisch fragwürdig« sein dürften, schöpfen wir aus dem reichen Schatz der Natur und verarbeiten Pflanzen, welche dank ihrer antiseptischen Wirkstoffe sozusagen gratis »grüne Konservierung« möglich machen.
Zu solchen Pflanzen gehören Thymian, Oregano, Gewürznelken und die Blüten des Zimtstrauches. Hier folgen Rezepte für die Herstellung antiseptisch wirkender Öle, die Cremes und Haarshampoos zugesetzt werden können und diese länger haltbar machen.

Echtes Thymianöl

80 g Thymianblätter
120 ml Olivenöl

Thymianblätter in ein weites Glasgefäß oder eine bauchige Flasche geben und das Öl daraufgießen. Gut verschließen und drei Wochen lang an einem dunklen Ort ziehen lassen. Danach durch einen Kaffeefilter oder weißes Leinentuch gießen. Den Pflanzenrückstand fest auspressen.
Von dem Thymianöl mittels einer Pipette zehn bis fünfzehn Tropfen an jede Creme fügen, damit sie besser hält. Der feine Duft wirkt nicht störend als Zusatz zu Kosmetika.

Oregano-Würzöl

60 g Oregano
100 ml Olivenöl

Man verfährt wie bei der Zubereitung des Thymianöles.
Auch das Oregano-Würzöl wird mittels Pi-

pette tropfenweise Hautcreme und anderen Kosmetika zwecks Konservierung zugesetzt.

Gewürznelken-Antiseptic-Öl

30 Gewürznelken
70 ml Olivenöl

Gewürznelken in ein hohes Glasgefäß (Flacon oder Flasche) geben und Olivenöl daraufgießen. Die Mischung drei Wochen lang an einem dunklen Ort fest verschlossen ziehen lassen und dann durchfiltern. In ein braunes Apothekerfläschchen umfüllen und kühl aufbewahren.

Von diesem Öl genügen drei bis vier Tropfen zur Haltbarmachung einer Creme oder eines Haarshampoos aus unserer Naturkosmetik. Zu beachten ist der relativ starke Geruch des Öles, weshalb man erst ausprobiert, auf welche Menge man wieviel Tropfen anwendet. Die drei bis vier Tropfen sind auf eine Portion von 100 g Creme berechnet.

Reines Zimtöl

60 g Zimtblüten
100 ml Olivenöl

Die Zubereitung ist wie bei Thymianöl vorzunehmen.

Auch hier sollte man den starken Geruch berücksichtigen und mittels einer Pipette nur tropfenweise Zimtöl zu Hautcreme zusetzen. Jedes Zuviel ist unnötig!

Die richtige Creme für jeden Hauttyp

Die Haut pflegen! Wem es damit ernst ist, der wird zu den Cremes und Kosmetika greifen, welche die Haut – und damit den Organismus – nicht mit weiteren Schäden belasten, die sie leider schon mehr als genug aus der vergifteten Umwelt serviert bekommt.
Dementsprechend ist die gesunde, völlig normale Haut auch heute schon eine Rarität! Selbst Kinder leiden vielfach bereits unter allergischen Hauterscheinungen wie Rötungen, Irritationen, Ekzemen, Pusteln oder Bläschenausschlag.

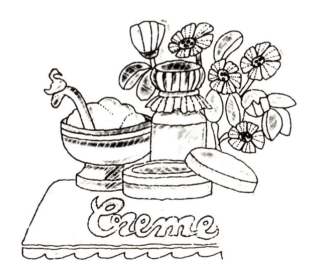

Daß diese besorgniserregende Entwicklung sich mittlerweile ausweitet, ergeben die Statistiken der Hautfachärzte und Hautkliniken in aller Welt. Danach finden sich unter hundert Menschen nur noch ganze neun mit einer idealen Haut! Eine breite Palette von Schadensverursachern trägt laufend dazu bei, dieses Ergebnis zu verschlechtern: das Heer der Haushaltspflege- und -reinigungsmittel, die uns tagtäglich begleiten; die versteckten Chemikalien und Allergien auslösenden Stoffe in allen Arten von Sprays; Unkrautvertilgungsmittel und solche gegen Ungeziefer, die in unserer Nahrung integriert werden und uns auf mannigfaltige Weise schädigen. Allergien lösen aber auch Kosmetika aus, die überparfümiert werden. Mir selber brachten solche Cremes nicht nur Hautreizungen ein, sondern auch allergische Bronchitis, Husten, Verschleimung, fettige Ekzeme.

Ich weiß also, wovon ich rede!

Hautpflege im besten Sinne sollte daher hauptsächlich im Schutz der Haut vor Schädigung bestehen. Dazu verhelfen reizlose Kosmetika ohne jegliche Chemie, die sich einzig und allein darin verstehen, zu schützen, vor Schädigung zu bewahren, die Summation der schädigenden Reize zu unterbrechen.

Mit reiner Naturkosmetik wollen wir reale Ziele erreichen, und keine von jenen, die eine großsprecherische Werbung in die Welt posaunt. Diese muß man ins Reich der Fabel verweisen.

Daß jede Haut davon profitiert, wenn man sie pflegt, steht fest. Daß man ihr aber mittels teurer Kosmetika keine ewige Jugend »aufstreichen« kann, ist ebenso gewiß. Wer ständig ungesund lebt, trinkt und raucht, sich in dicker Luft bewegt oder sich zu wenig bewegt; wer falsch ißt, nämlich zu wenig Getreideprodukte, zu wenig Obst und Gemüse; wer überhaupt die Natur aus seinem Leben ausklammert – der kann nicht damit rechnen, gesund und leistungsfähig zu bleiben, eine frische Haut, ein glattes Gesicht mit reinem Aussehen zu haben.

Auch hier ist wieder das Ganze die Summe vieler einzelner Dinge. Natürlich kann ein junger Mensch noch ein, zwei Jahrzehnte hindurch manche Schadensverursacher verkraften. Aber auch für ihn kommt dann die Stunde bösen Erwachens – irgendwann einmal.

Man kann nur wünschen, daß es dann für eine Umkehr noch nicht zu spät ist. Die Zunahme des Melanoms, des schlimmen Hautkrebses, läßt leider befürchten, daß die Natur sich für jede Nichtachtung ihrer Regeln rächt. Und wenn sich ein Schadensverursacher an den anderen reiht, so entsteht daraus unweigerlich der Teufelskreis, aus dem es letztlich kein Entrinnen mehr gibt.

Auch die normale Haut braucht Nahrung

Mandelcreme

50 g Ultrasicc
30 ml süßes Mandelöl
20 ml Rosenwasser

Mit einem Holzspachtel Ultrasicc und süßes Mandelöl zusammenrühren und langsam Rosenwasser hinzufügen. In einem Cremedöschen kühl aufbewahren.
Süßes Mandelöl ist eines der wertvollsten Pflegemittel in der Kosmetik. Schon die Damen der Antike wußten die Milde und den zarten Duft dieses Öles zu schätzen. Diese Creme wirkt glättend auch bei rauhen, aufgesprungenen Händen und einer strapazierten Winterhaut.

Hamameliscreme

30 ml Hamameliswasser
70 g Ultrabas
30 ml süßes Mandelöl

Hamameliswasser mit Ultrabas verrühren und dann süßes Mandelöl hinzufügen.
Hamamelis, auch »Zaubernuß« genannt, war immer beliebt wegen seiner ausgleichenden, regenerierenden Eigenschaften. Zusammen mit sanft pflegendem Mandelöl stellt es die optimale Pflege für die empfindliche, reife Haut dar. Auch trockene Haut ist dankbar für regelmäßige Anwendung von Hamamelis und Mandelöl.

Weiße Iriscreme

40 g Iriswurzelpulver
40 ml Rosenwasser
30 ml Traubenkernöl
40 g Doritin

Iriswurzelpulver mit in heißem Wasserbad erhitztem Rosenwasser glattrühren. Das Traubenkernöl mit der Doritincreme vermischen und untermengen.

Iris oder weiße Lilie wurde schon im Mittelalter von schönen Frauen für ihre Pflege verwandt. Man kennt Lilienmilch und Lilienseife seit jener Zeit. Durch den wohlausgewogenen Gehalt an feuchtigkeitsspendenden Stoffen, an Vitamin C und Kieselsäure, ist Iris geeignet bei spröder, geröteter Haut. Traubenkernöl enthält sehr viel Vitamin E, das für die Glätte und Regenerierung der Haut notwendig ist. Da es völlig neutral im Geruch ist, findet es zunehmend Eingang in der kosmetischen Cremebereitung.

Zitronencreme

20 ml Zitronensaft, frisch gepreßt
60 g Doritin
20 ml süßes Mandelöl

Zitronensaft mit Doritin vermengen und langsam Mandelöl darunterrühren.
Dies ist eine erfrischende Creme für die müde, erschlaffte Haut, auch als Vitaminstoß für tagsüber sehr gut geeignet.

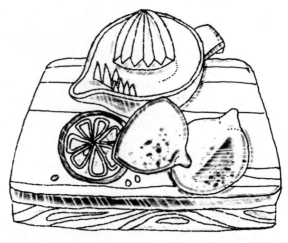

Duftende Rosencreme

30 ml Distelöl
100 g Doritin
40 ml Rosenwasser

Mit einem Holzspachtel Distelöl mit Doritin vermengen und vorsichtig Rosenwasser hinzugeben.
Dies ist eine milde, neutrale Creme für die empfindliche, zu Allergien neigende Haut.
Der zart-milde Duft wirkt besänftigend.

Beinwell-Feuchtcreme

30 g Beinwellwurzel
30 ml destilliertes Wasser
80 g Ultrabas

Feingehackte Beinwellwurzel in dem kalten Wasser aufsetzen und dreimal aufkochen lassen. Danach bei kleiner Flamme 5 Minuten lang unter Rühren weiterkochen lassen. Nach dem Erkalten durchfiltern und den Pflanzenrückstand gut auspressen. Mit der Ultrabas-Grundcreme vermengen.
Beinwell enthält große Mengen von pflegendem Allantoin, ein Wirkstoff, der die Haut regeneriert und durchfeuchtet. Angegriffene, faltige Haut wird bei regelmäßiger Anwendung wieder jugendlich frisch. Beinwell-Feuchtcreme ist sehr gut auch bei rauhen, runzligen Händen, die zu Röte und Sprödigkeit neigen. Gleichfalls kann man sie zum Massieren der Beine nehmen. Sie schenkt ein Gefühl der Frische und Leichtigkeit.

Soja-Leichtcreme

70 g Ultrasicc
30 ml Sojaöl
20 ml Hamameliswasser

Ultrasicc mit Sojaöl verrühren und langsam Hamameliswasser hinzufügen.
Sie ist eine besonders sanfte, pflegende Creme, die durch ihren Gehalt an Vitaminen und wertvollen Wirkstoffen sehr sparsam im Gebrauch ist.

Soja-Honig-Creme

80 g Doritin
30 ml Sojaöl
20 g Bienenhonig

Mit einem Holzspachtel vorsichtig Doritin und Sojaöl vermengen und allmählich Bienenhonig dazugeben.

Schon in der Antike waren Öl und Honig beliebte Körperpflegemittel. Die regenerierenden, straffenden und belebenden Stoffe des Bienenhonigs machen ihn zu einem unentbehrlichen Kosmetikum für die strapazierte, schlaffe und reife Haut.

Kamillencreme

20 g Kamillenblüten
100 ml destilliertes Wasser
100 g Ultrabas

Kamillenblüten mit dem destillierten Wasser überbrühen und bis zum Erkalten ziehen lassen. Danach durch ein Haarsieb gießen. Von dem Tee nun so viel unter das Ultrabas rühren, wie es aufnimmt, ohne dünn zu werden.

Sie ist eine beruhigende, heilende Creme, auch bei kleinen Wunden und wunden Ekken im Mundwinkel gut geeignet.

Heilende Ringelblumencreme

15 g Ringelblumenblüten
200 ml destilliertes Wasser
100 g Ultrabas

Ringelblumenblüten mit dem kochenden Wasser übergießen und darin erkalten lassen. Danach filtern und den Blütenrückstand fest ausdrücken. Man rührt so viel von dem Tee unter die fetthaltige Ultrabascreme, wie sich einarbeiten läßt, ohne daß sie flüssig wird.

Sie ist eine vorzügliche Creme zum Abheilen von spröder, rissiger Haut. Schon die heilige Hildegard von Bingen verwendete Ringelblumensalbe in ihrer Heilkunst bei Kopfgrind.

Arnika-Intensivcreme

10 g Arnikablüten
100 ml destilliertes Wasser
100 g Doritin

Arnikablüten im kalten destillierten Wasser aufsetzen und dreimal aufkochen lassen. Danach erkalten lassen und filtern. Den Blütenrückstand gut auspressen. Die Flüssigkeit langsam in das Doritin einrühren.
Die zart duftende Arnika wirkt durchblutend und regenerierend. Bei reifer, faltiger Haut ist eine mehrmonatige Kur mit dieser Creme angezeigt.

Zitronencreme Queen Victoria

20 ml Zitronensaft
30 ml Olivenöl
40 ml Rosenwasser
30 g Lanettewachs SX

Zitronensaft mit Olivenöl und Rosenwasser anrühren. In einem Emailletöpfchen schmilzt man bei kleinster Flamme unter Rühren mit einem Holzlöffel Lanettewachs. Dann setzt man langsam das flüssige Gemisch unter Rühren hinzu, jedoch ohne weitere Hitzeeinwirkung. Die Masse sollte gerührt werden, bis sie cremig und erkaltet ist.
Diese Pflegecreme gleicht ungefähr jenen, die die junge Queen Victoria zur Pflege ihrer zarten, nervösen Haut benutzte. Der zarte Duft des Rosenwassers besänftigt rasch den Streß, der sich hautschädigend auswirkt.

Avocadocreme

100 g Ultrasicc
30 ml Avocadoöl
40 ml Rosenwasser

Ultrasicc mit Avocadoöl anrühren und allmählich Rosenwasser hinzufügen.
Avocadoöl ist eines der vitamin- und wirkstoffreichsten Öle und daher besonders wertvoll für die Schönheitspflege. Es wirkt nährend und regenerierend und ist deshalb besonders zu empfehlen für die reife, faltige, feuchtigkeitsarme Haut.

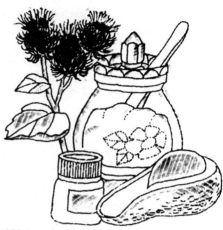

Weizenkeimcreme

30 ml Weizenkeimöl
20 g Bienenhonig
100 g Doritin

Weizenkeimöl mit Bienenhonig verrühren und die Mischung langsam unter das Doritin geben.

Diese milde Nährcreme wirkt dank der wertvollen Zusammensetzung des Weizenkeimöles mit den Vitaminen A, B, Rutin, E und D, seinen Proteiden und Mineralsalzen ausgleichend und besänftigend auf die überbeanspruchte, moderne Haut. Besonders zu empfehlen ist sie für die allergische Haut, die sonst keine Cremes verträgt. Bienenhonig entfaltet in dieser Zusammensetzung seine regenerierenden Eigenschaften optimal.

Karottencreme selbstbräunend

30 ml Karottensaft, frisch gepreßt
20 ml Reisöl
100 g Ultrasicc

Karottensaft mit Reisöl verrühren und beides unter das Doritin geben.

Der reiche Gehalt an Vitamin A im Karottensaft und die leichten Substanzen des Reisöls verbinden sich zu einer Creme, die bei ständigem Gebrauch auch im Winter ein gesundes Aussehen schenkt. Kleine Entzündungen und Hautschrunden heilen bei dieser Behandlung rasch ab. Entzündungen treten bei Vitaminmangel auch in den Mundwinkeln auf. Täglich mehrmals mit Karottencreme betupfen, nicht wegwischen.

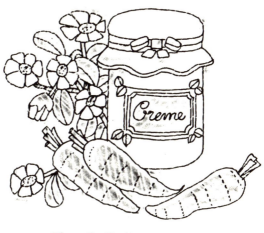

Spezielle Probleme

Statistiken beweisen, daß jeder dritte heute Hautprobleme hat. In diesem Buch soll daher den verschiedenen Formen problematischer Haut, sofern sie nicht grundsätzlich in die Behandlung des erfahrenen Hautfacharztes gehören, ein breiter Platz eingeräumt werden.
Was versteht man unter einer Problemhaut? Da gibt es vor allem die weitverbreitete Akne, in der Medizin als Finnenausschlag eingeordnet. Akne vulgaris entsteht auf dem Boden einer Seborrhöe, einer krankhaft veränderten Absonderung der Talgdrüsen. Es kommt zur Verstopfung der Poren mit Bildung von Mitessern, Pusteln und schließlich Narben. Befallen werden Gesicht, Nacken, Rücken und Brust. Es gibt die sogenannte Jugendakne, von der speziell Jugendliche von der Pubertät bis etwa zum 25. Lebensjahr betroffen werden.

Problemhaut ist aber auch die von Couperose, geplatzten Äderchen im Wangen- und Nasenbereich, befallene Haut. Wir kennen die nervöse Haut, die zu sporadischen Rötungen, fleckenförmigen Reizungen und spontanen Schwellungen neigt. Daneben die weitverbreitete »Apfelsinenhaut« an Bauch, Hüften und Oberschenkeln (Orangenhaut), bei der sich das Gewebe grob gequollen, mit Fett durchsetzt, schlaff und wäßrig zeigt. Auch verfärbte Haut zählt zur Gruppe der Problemhäute. Relativ harmlos sind die Sommersprossen, die besonders bei sehr heller Haut rothaariger Menschen auftreten. Es gibt aber die sehr hartnäckigen »Altersflecken«, die man aufhellen kann. Sie zeigen sich vorwiegend auf den Handrücken der Betroffenen. Hier helfen bleichende Extrakte der Brunnenkresse und das Auftupfen von Zitronencreme, allerdings nur bei kurmäßiger Anwendung über Monate hinweg.

Ich werde im folgenden eine Anzahl von Cremes vorstellen, welche sich mit den besonderen Problemen der verschiedenen Hauttypen beschäftigen, die nicht als »normal« angesehen werden können.

Wenn Sie Ihre Haut testen und Ihren Hauttyp kennen, wird es Ihnen leichtfallen, sich die richtige Creme auszusuchen und sie zum Schutz, zur Regenerierung, Heilung und Normalisierung anzuwenden.

Erwarten Sie aber bitte keine Wunder! Sie brauchen Ausdauer. Die geschädigte Haut erfordert einfühlsame, intensive Pflege mit richtigen Mitteln. Die Natur gibt uns diese Mittel in die Hand. An uns ist es, sie mit Geduld und Hingabe anzuwenden.

Die trockene Haut

Eibisch-Feuchtcreme

30 g Eibischwurzel
80 ml destilliertes Wasser
20 g Bienenhonig
100 g Doritin

Gehackte Eibischwurzel mit dem destillierten Wasser in einen emaillierten kleinen Topf geben und 2 Stunden lang weichen lassen. Danach auf kleinem Feuer leise vor sich hinköcheln, jedoch nicht aufkochen lassen. Nach 5 Minuten zum Erkalten beiseite stellen. Durch ein Haarsieb gießen und die Pflanzenteile gut auspressen. Man mischt

Bienenhonig unter und rührt alles zu dem Doritin.

Der Eibisch wird seit der Antike wegen seiner Heilkräfte geschätzt. Die Kosmetik hat ihn erst seit einiger Zeit wiederentdeckt. Seine ätherischen Öle, die Wirkstoffe Asparagin und Betain, das kräftigende Tannin und andere schleimige Substanzen wirken lindernd und feuchtigkeitsspendend für die sensible, gereizte wie übermäßig trockene Haut. Bei regelmäßiger Anwendung, in Verbindung mit reinigendem Bienenhonig, verschwinden auch etwaige Hautunreinheiten.

Echte Salbeicreme

15 g Salbeiblätter
50 ml destilliertes Wasser
80 g Ultrabas

Salbeiblätter mit dem kochenden Wasser übergießen und zugedeckt erkalten lassen. Danach durch ein Sieb filtrieren. Den Tee mit Ultrabas verrühren.

Als heilendes, antiseptisches Kosmetikum ist Salbei seit langem angesehen. Diese Creme eignet sich zur Beruhigung der empfindlichen, nervösen und strapazierten Streßhaut. Auch kleine Einrisse und Wunden lassen sich damit rasch heilen.

Kletten-Avocado-Creme

20 g Klettenwurzeln
80 ml destilliertes Wasser
30 ml Avocadoöl
80 g Lanettewachs SX

Klettenwurzeln mit dem destillierten Wasser übergießen und 2 Stunden lang einweichen lassen. Danach setzt man die Lösung in einem emaillierten Topf aufs Feuer und läßt sie 5 Minuten leise kochen, wobei man mit einem Holzlöffel umrührt. Nach dem Erkalten gießt man das Gemisch durch einen Kaffeefilter und preßt den Pflanzenrückstand gut aus. Nun mischt man den Absud mit dem Avocadoöl. Das Lanettewachs läßt man bei kleiner Flamme in einem emaillierten Topf unter Rühren schmelzen und gibt es hinzu. So lange rühren, bis die Masse vollends erkaltet.

Kletten-Avocado-Creme pflegt die trockene Haut auf zweierlei Weise: einmal durch harzige Substanzen und ätherische Öle sowie Pflanzenschleim der Klette. Zum anderen durch die in dem Avocadoöl enthaltenen Vitamine A, B und C. Auf der Haut bildet sich ein schützender Film, der Schäden und Austrocknung von ihr abhält. Die Haut kann sich von Grund auf wieder erholen.

Rosmarincreme

25 g Rosmarinblätter
200 ml destilliertes Wasser
20 ml Reisöl
20 g Bienenhonig
120 g Doritin

Rosmarinblätter im destillierten Wasser 3 Minuten lang kochen und den Tee durch ein Haarsieb gießen. Den Pflanzenrückstand gut auspressen. Man mischt die Flüssigkeit zu Reisöl und Bienenhonig und rührt alles zusammen mit einem Holzspachtel unter das Doritin.

Durch seine ätherischen Öle, Bitterstoffe, das stärkende Tannin und wertvolle organische Säuren wird Rosmarin zu einem bevorzugten Pflegefaktor für die feine, zur Trockenheit neigende Haut. Stärkend und normalisierend ergibt sich eine gute Harmonie mit dem Vitamin-E-haltigen Reisöl und dem vitalstoffreichen Bienenhonig.

Traubenkern-Orangen-Creme

30 ml Orangensaft, frisch gepreßt
20 ml Traubenkernöl
30 ml Hamameliswasser
100 g Doritin

Orangensaft, Traubenkernöl und Hamameliswasser vermengen und allmählich mit einem Holzlöffel in das Doritin einrühren.

Oft wirkt sensible, nervöse Haut müde. Alle äußeren und seelischen Reize treffen sie doppelt so schwer und hinterlassen ihre Spuren. Daraus entstehen dann die bläulichen Ränder unter den Augen und feine Fältchen in den Mund- und Augenwinkeln. Hier hilft die vitalisierende Creme durch ihren vitalstoffreichen Inhalt.

Engelwurz-Feincreme

20 g Engelwurz
100 ml destilliertes Wasser
30 ml süßes Mandelöl
20 g Lanettewachs SX

Engelwurz mit dem kochenden Wasser übergießen und bedeckt erkalten lassen. Danach abfiltern und den Pflanzenrückstand gut ausdrücken. Mit süßem Mandelöl verrühren. Das Lanettewachs in einem emaillierten Topf unter Rühren mit einem Holzlöffel bei kleiner Flamme zum Schmelzen bringen. Die Flüssigkeit vorsichtig unterrühren und dabei erkalten lassen.

Engelwurz bekam ihren Namen wegen ihrer stärkenden Eigenschaften. Die milde, dabei aber auch belebende Wirkung wird sich bei regelmäßiger Pflege bald zeigen. Die Haut wird entspannter und zeigt mehr Ausgeglichenheit. Rötungen und Reizungen verschwinden allmählich.

Pflegende Sesamölcreme

30 ml Sesamöl
40 ml Hamameliswasser
100 g Ultrasicc

Sesamöl mit Hamameliswasser verrühren und beides unter das Ultrasicc geben.

Sesamöl ist reich an pflanzlichem Eiweiß und Mineralstoffen. Es hat sich daher in der natürlichen Kosmetik rasch einen Platz erobert. In der Kombination mit pflegendem Hamameliswasser gibt es der trockenen Haut die Möglichkeit, Feuchtigkeitsverluste auszugleichen.

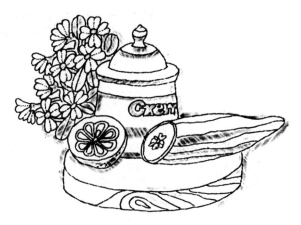

Gurken-Mandel-Creme

½ Salatgurke, geschält
30 ml süßes Mandelöl
100 g Ultrabas

Eine halbe Salatgurke pürieren oder raspeln und durch ein Mulltüchlein pressen. Den erhaltenen Saft mischt man mit dem süßen Mandelöl und rührt beides unter das Ultrabas.

Schon in der Antike machte man sich die besänftigenden Eigenschaften der Gurkenwirkstoffe zunutze. Der Gehalt an den Vitaminen A und C, an feuchtigkeitsspendendem Pektin und wertvollen Eiweißkörpern gibt der Haut regenerierende Kraft. Das süße Mandelöl erhöht diesen Effekt.

Huflattichcreme

20 g Huflattichblüten
¼ l destilliertes Wasser
100 g Doritin

Huflattichblüten mit dem kochenden, destillierten Wasser übergießen und bedeckt erkalten lassen. Danach filtern und den Pflanzenrückstand gut auspressen. Vorsichtig mit einem Holzspachtel unter das Doritin rühren. Wenn die Masse zu flüssig wird, noch ein wenig Doritin beifügen.

Huflattich wirkt beruhigend und heilend. Schon Pfarrer Kneipp lobte den Huflattich auch als Mittel bei Hautausschlägen. Wenn die sensible, trockene Haut wieder in ein Stadium der Reizung und Rötungen kommt, ist diese Creme ein vorzügliches Pflegemittel. Es dauert allerdings seine Zeit, bis sich die Wirkung einstellt.

Oregano-Intensivcreme

10 g Oregano
30 ml Traubenkernöl
100 g Ultrabas

Oregano in einem bauchigen Glasgefäß mit Traubenkernöl ansetzen und drei Tage lang ziehen lassen. Danach kann man die Blätter abfiltern, braucht es aber nicht, weil die zarten Oreganoblättchen auf der Haut nicht störend wirken. In jedem Fall vermengt man das gewonnene Oreganoöl mit dem Ultrabas.

Es ist eine sanfte, die empfindliche und nervöse Haut wirksam pflegende Intensivcreme, die man auch im Stadium nervöser Rötungen anwenden kann. Der sehr milde Durft, den das Oreganoöl ausströmt, wirkt besänftigend.

Salbeicreme fett

10 g Salbeipulver
40 ml Olivenöl
120 g Doritin

Salbeipulver zwei Tage lang im Olivenöl ziehen lassen und dann durch einen Kaffeefilter geben. Das gewonnene Salbeiöl in das Doritin einrühren. Vorsicht: Wem der Geruch des Öles zu scharf ist, der behält sich lieber einen Teil davon zurück und ergänzt die fehlende Menge durch reines Olivenöl.

Salbei wirkt regulierend auf die Talgdrüsen, auch wenn die Haut zu trocken ist. Machen Sie aber erst einen Test auf Ihrem Handrükken, ob Sie diese sehr kräftige Creme vertragen. Sparen Sie die Augenumgebung aus, und behandeln Sie diese mit einer speziellen Augencreme.

Reiche Thymiancreme

20 g Thymianblätter
30 ml Olivenöl
20 ml Avocadoöl
100 g Doritin

Thymianblätter in ein bauchiges Glasgefäß geben und Olivenöl darübergießen. Drei Tage lang ziehen lassen. Danach durch einen Kaffeefilter gießen. Den Pflanzenrückstand gut ausdrücken. Mit dem Avocadoöl mischen und in das Doritin einarbeiten.

Auch beim Thymian dominiert die beruhigende Wirkung. Der angenehme Duft beruhigt die Haut. Feine ätherische Öle, wie das Thymol, nähren und schützen die Haut.

Petersiliencreme

10 g Petersilie, frisch
20 ml Olivenöl
20 ml süßes Mandelöl
100 g Doritin

Feingehackte Petersilie in einer bauchigen Flasche mit Olivenöl übergießen. Das Gemisch vier Tage lang ziehen lassen (gut verschließen). Danach abfiltern. Den Pflanzenrückstand gut ausdrücken. Das gewonnene Öl mit süßem Mandelöl vermischen. Mit einem Holzspachtel unter das Doritin rühren.

Dank ihrer ätherischen Öle, den feuchtigkeitsspendenden Stoffen und dem reichen Gehalt an Vitamin C ist Petersilie ein anregender Zusatz zu Pflegecremes für die feine, nervöse Haut.

Kartoffel-Pflegecreme

1 große, geschälte Kartoffel, roh
10 ml Zitronensaft, frisch gepreßt
20 ml Avocadoöl
100 g Doritin

Die rohe Kartoffel auf einer Glasreibe feinreiben und das Mus durch ein feines, weißes Mulltuch oder ein Haarsieb pressen. Gleich den Zitronensaft überträufeln, damit sich die Masse nicht verfärbt. Nun Avocadoöl untermischen und alles zusammen recht rasch mit einem Holzlöffel unter das Doritin rühren. Die Creme verschlossen im Kühlschrank aufheben. Sie hält im Höchstfall fünf bis sechs Tage. Eventuell mischt man nur die Hälfte, das reicht für Gesicht und Hals. Die Hände sind aber auch sehr dankbar für diese wirkstoffreiche Creme.

Die Kartoffel enthält folgende Vitamine: A, K, B_1, B_2, Niacin, Pantothensäure, Vitamin B_6, Biotin, Folsäure, Vitamin C. Ein Wunder, daß die Kartoffel nur sehr zögernd für die Kosmetik entdeckt wird!

Kartoffel-Honig-Intensivpflege

1 große, geschälte Kartoffel, roh
20 ml Zitronensaft, frisch gepreßt
30 ml Reisöl
10 g Bienenhonig
100 g Doritin

Die Kartoffel wie oben reiben und pressen. Den gewonnenen Saft gleich mit Zitronensaft mischen. Danach Reisöl und Bienenhonig unterrühren. Zum Schluß mit Doritin verrühren. Man sollte nur einen Holzlöffel zur Verarbeitung nehmen, kein Metall.

Diese gehaltvolle Creme ist gut für gerötete Haut im Gesicht, am Körper und an den Händen.

Malvencreme

20 g Malvenblüten
¼ l destilliertes Wasser
30 ml Reisöl
10 g Bienenhonig
100 g Doritin

Malvenblüten mit dem kochenden Wasser überbrühen. Danach abfiltern und den Blütenrückstand gut auspressen. Man mischt Reisöl und Bienenhonig unter und rührt alles zusammen mit einem Holzspachtel zum Doritin.

Die Wilde Malve, auch Käsepappel genannt, wurde schon früher in der Hautpflege verwandt. Sie wirkt mildernd und besänftigt die gerötete, nervöse, fleckige Haut.

Veilchencreme mit Honig

30 g Veilchenblüten, frisch gepflückt
80 ml destilliertes Wasser
20 ml süßes Mandelöl
20 g Bienenhonig
100 g Doritin

Veilchenblüten mit dem erhitzten, jedoch nicht kochenden Wasser übergießen. Das Gemisch zwei Tage lang in einem geschlossenen Gefäß ziehen lassen. Danach filtert man die Blüten ab und preßt sie mit einem Holzlöffel aus. Man mengt Mandelöl und Bienenhonig dazu und gibt beides zu dem Doritin.

Durch seine ätherischen Öle und den Vitamin-C-Gehalt wird die Creme in Verbindung mit Mandelöl und Bienenhonig zu einer sanft pflegenden Kosmetik für die feine, empfindliche Haut.

Die fettige, unreine Haut

Salbei-Honig-Creme

20 g Salbei
30 ml Traubenkernöl
20 g Bienenhonig
100 g Doritin

Salbei in eine bauchige Flasche schichten, Traubenkernöl darübergießen und gut verschließen. Vier Tage lang ziehen lassen und dann alles durch ein Haarsieb filtern. Den Pflanzenrückstand gut auspressen. Bienenhonig dazugeben und beides zum Doritin mengen. Gut mit einem Holzspachtel vermischen.

Dank seiner stimulierenden Eigenschaften, aber auch durch das Vorhandensein antiseptischer Supstanzen, wird Salbei gern zur Normalisierung der Talgdrüsenabsonderung und Reinigung der Haut angewendet. Diese Wirkung verstärkt sich noch unter dem Einfluß des Bienenhonigs.

Sauerampfer-Intensivcreme Kaiserin Eugenie

40 g Sauerampferblätter, frisch gepflückt
150 ml Wasser
150 g Doritin

Sauerampferblätter in einem emaillierten Topf 6 Minuten lang auf kleinem Feuer kochen, ständig umrühren. Noch heiß rührt man mit einem Holzlöffel das Gemisch durch ein Haarsieb. Nach dem Erkalten mischt man so viel der Masse unter das Doritin, daß es cremig bleibt.

Den Rest kann man als Gemüse essen, mit etwas Honig und Meersalz abgeschmeckt. Sauerampfer war lange Zeit als Mittel gegen alle möglichen Leiden berühmt. Er kommt langsam wieder »in Mode«. Er klärt, äußerlich angewandt, die Haut, läßt Unreinheiten allmählich abheilen.

Köstliche Apfelcreme

1 großer, säuerlicher Apfel, geschält
15 ml Zitronensaft, frisch gepreßt
80 g Ultrasicc

Den Apfel auf einer Glasreibe pürieren und das Mus durch ein weißes Leinentüchlein pressen. Den entstandenen Saft gleich mit Zitronensaft mischen und unter das Ultrasicc geben. Nur mit einem Holzlöffel oder -spachtel rühren, nicht mit Metall!

Klärende und erfrischende Wirkung schreibt man dem Apfel infolge seines Gehaltes an den Vitaminen A, B_1, B_2, Niacin, Pantothensäure, B_6, C zu. Dazu kommen die feuchtigkeitsspendenden Pektine, die 1 bis 2 Prozent ausmachen. Diese Wirkung wird durch den beigefügten Zitronensaft verstärkt.

Hagebutten-Pflegecreme

20 g Hagebuttenmark, naturbelassen, ungesüßt
10 g Bienenhonig
20 ml süßes Mandelöl
100 g Doritin

Hagebuttenmark mit Bienenhonig und süßem Mandelöl verrühren und beides zum Doritin hinzufügen.

Sie erhalten so eine hochwertige, Vitamin-

C-reiche Creme, speziell für die fettige, unreine Haut gedacht. Mehr und mehr findet die Hagebutte ihren Platz auch in der Kosmetik. Es wäre schade, auf eine so wertvolle Frucht zu verzichten.

Aloecreme

10 g Aloepulver
40 ml destilliertes Wasser
20 ml Rosenwasser
10 g Bienenhonig
100 g Ultrabas

Aloepulver klümpchenfrei mit dem destillierten Wasser anrühren und Rosenwasser sowie Bienenhonig hinzugeben. Mit einem Holzspachtel umrühren. Das Gemisch zu dem Ultrabas geben.
Die Aloepflanze wurde nach Jahrhunderten der Vergessenheit jetzt endlich wiederentdeckt. Bei uns ist sie als »Brandbaum« bekannt und in vielen Haushalten heimisch. Wir machen uns die heilenden Eigenschaften der Aloe zunutze und erhöhen ihre Wirkung durch die Zugabe von Bienenhonig.

Creme à la Jojoba – Aztekencreme

30 ml Jojobaöl
40 ml Hamameliswasser
40 ml Rosenwasser
100 g Doritin

Jojobaöl und Rosenwasser mit einem Holzspachtel verrühren und beides zum Doritin fügen. Nochmals gut unterrühren.
Nüsse vom Jojobastrauch liefern eines der reinsten, naturbelassensten Öle, das in die Haut dringt, ohne Fettglanz zu hinterlassen und den Talgfluß weitgehend normalisiert. Die Beigabe von Hamameliswasser verstärkt seine Wirkung. Bei regelmäßiger Anwendung gelingt es meist, die Ausgewogenheit der Haut herzustellen.

Schafgarbencreme

15 g Schafgarbenkraut
120 ml destilliertes Wasser
40 ml Orangenblütenwasser
100 g Doritin

Schafgarbenkraut im destillierten Wasser 3 Minuten lang aufkochen und zugedeckt erkalten lassen. Danach durch ein Haarsieb gießen. Den Tee mit dem Orangenblütenwasser vermengen und beides in das Doritin einrühren.

Schafgarbe wirkt in hohem Grade antiseptisch und heilend. Sie ist besonders wirksam bei unreiner Haut. Pusteln und Pickeln sowie wunde Stellen heilen im Nu ab. Der zarte Duft des Orangenblütenwassers wirkt erfrischend und beruhigend auf die fettige Haut. Der Talgfluß geht damit allmählich auf das normale Maß zurück.

Zwiebel-Hautpflege Aurora

1 große, frische Zwiebel
20 ml Rosenwasser
15 g Bienenhonig
10 g Magermilchpulver
100 g Doritin

Die Zwiebel auf einer Glasreibe oder im Mixer pürieren. Die entstandene Masse mit Rosenwasser und Bienenhonig vermengen und klümpchenfrei Magermilchpulver einrühren. Nur mit einem Holzlöffel oder -spachtel rühren, nicht mit Metall! Man mischt alles zum Doritin und rührt gut durch. Dank ihrer ätherischen Öle, Vitamine und Vitalstoffe galt die Zwiebel zu allen Zeiten als vorzügliches Hautreinigungsmittel. Sie vermag Talgfluß zu stoppen und das Gleichgewicht der Haut wiederherzustellen. Entzündungen, wie sie bei fettiger Haut immer wieder auftreten, klingen bei regelmäßigem Gebrauch dieser Creme bald wieder ab.

Aknecreme mit Ringelblumen

20 g Ringelblumenblüten
100 ml destilliertes Wasser
20 ml Olivenöl
100 g Doritin

Ringelblumenblüten mit dem kochenden, destillierten Wasser übergießen und das Gemisch zugedeckt erkalten lassen. Danach durch ein Haarsieb filtern und den Blütenrückstand gut auspressen. Den Tee mit Olivenöl verrühren und beides zu dem Doritin geben.

Die anregenden und blutreinigenden Eigenschaften der Ringelblume sind seit Jahrhunderten bekannt. Zur Wundheilung briet man früher die Pflanze in Schmalz und legte sie auf schlechtheilende Wunden und Verletzungen.

Feine Zitronen-Kamillen-Creme

5 g abgeriebene Schale einer naturbelassenen Zitrone
20 ml Zitronensaft, frisch gepreßt
15 g Kamillenblüten
80 ml destilliertes Wasser
100 g Ultrasicc

Die Zitronenschale in den Zitronensaft geben. Dann Kamillenblüten mit dem kochenden Wasser überbrühen und zugedeckt erkalten lassen. Danach abfiltern und Kamillenrückstand gut auspressen. Die beiden Flüssigkeiten zusammengießen. Mit dem Ultrasicc mit einem Holzlöffel gut verrühren.

Die antiseptischen, kräftigenden Eigenschaften der Zitrone, verbunden mit der heilenden Eigenschaft der Kamille, bieten optimale Bedingungen zur Behebung fettiger Haut und daraus folgender Unreinheiten.

Beifußcreme à la Maintenon

15 g Beifußblätter
100 ml destilliertes Wasser
20 ml Rosenwasser
20 g Bienenhonig
100 g Ultrasicc

Beifußblätter mit dem kochenden Wasser überbrühen und zugedeckt erkalten lassen. Danach durch ein Haarsieb filtern. Mit Rosenwasser und Bienenhonig vermischen und Ultrasicc dazurühren.

Beifuß enthält die Vitamine A, B_1, B_6 und C sowie ätherische Öle, zusammenziehendes Tannin und Schleimstoffe. Er wirkt daher regulierend auf den Talgfluß. Die oft schlecht durchblutete, fast teigige, fettige Haut wird angeregt, jedoch dank der Tiefenwirksamkeit zur besseren Durchblutung, nicht zur höheren Fettabsonderung.

Sellerie-Antifettcreme

1 frischer, geputzter Sellerie
30 ml Hamameliswasser
20 ml süßes Mandelöl
100 g Doritin

Sellerie pürieren und durch ein weißes Leinentuch pressen. Die entstandene Flüssigkeit mit Hamameliswasser vermengen und mit süßem Mandelöl und Doritin verrühren. Sellerie hat antiseptische, klärende Wirkung. Diese hochwirksame Creme soll nur hauchdünn aufgetragen werden. Man verwendet sie abwechselnd mit einer sanften Creme wie Traubenkern- oder Gurken-Mandel-Creme.

Die alternde Haut

Regenerierungscreme

25 g Beinwellwurzel
100 ml destilliertes Wasser
40 ml Weizenkeimöl
20 g Bienenhonig
100 g Doritin

Gehackte Beinwellwurzel mit dem destillierten Wasser übergießen und 6 Stunden lang ziehen lassen. Danach das Gemisch in einem emaillierten Topf 4 Minuten lang bei kleiner Flamme langsam durchkochen. Man läßt es zugedeckt erkalten und filtert es ab, wobei man den Pflanzenrückstand sehr sorgfältig auspreßt. Den entstandenen Schleim mit einem Holzlöffel gut durchrühren. Weizenkeimöl und Bienenhonig damit vermischen und das Ganze zum Doritin geben.

Das im Beinwell enthaltene Allantoin erhält die Haut nicht nur geschmeidig, sondern hat auch stark regenerierende, nämlich gewebeerneuernde, Wirkung. Hinzu kommen der Vitamin-E-Gehalt des Weizenkeimöls und die aufbauende Wirkung des Bienenhonigs.

Quendel-Vitalcreme

25 g Quendel
100 ml destilliertes Wasser
20 ml Sojaöl
120 g Ultrabas

Quendel mit dem kochenden Wasser überbrühen und zugedeckt erkalten lassen. Danach durch ein Haarsieb gießen und auspressen. Mit dem Sojaöl zusammen an das Ultrabas rühren.
Quendel wirkt kräftigend. Er gibt neue Vitalität für die Hautzellen. Zusammen mit den Vitalstoffen des Sojaöls wirkt diese Creme hautstraffend und belebend.

Antifalten-Nachtcreme

20 ml Sojaöl
10 ml Reisöl
20 ml Weizenkeimöl
20 ml Hamameliswasser
120 g Doritin

Die drei Ölsorten miteinander vermengen, Hamameliswasser dazugeben und alles unter das Doritin rühren.
Die aufbauenden, faltenmindernden Eigenschaften der drei Ölarten sind wohlbekannt. Dazu kommen die pflegenden Substanzen des Hamamelisstrauches in dieser Creme. Man trägt sie nach der abendlichen Reinigung mit einem Holzspachtel, vom Dekolleté aufsteigend, klopfend auf. Durch dieses sogannte »Pattern« wird die Haut besser durchblutet.

Nährcreme II

30 ml Sonnenblumenöl
20 ml süßes Mandelöl
20 ml Avocadoöl
140 g Doritin

Die drei Ölsorten miteinander vermengen und langsam, mit einem Holzspachtel rührend, zu dem Doritin geben.
Die beruhigenden Eigenschaften der Sonnenblume, die sich mit denen des süßen Mandelöls harmonisch ergänzen, zusammen mit dem Öl der Avocadofrucht, deren Öl unvergleichlich pflegend und vitaminreich ist, machen aus dieser Creme eine Kostbarkeit für die alternde, erschlaffende Haut.

Carotin-Verjüngungscreme

30 ml Karottenöl
10 ml Weizenkeimöl
20 g Bienenhonig
100 g Ultrabas

Die beiden Ölsorten miteinander vermengen und zum Bienenhonig geben. Danach alles mit Ultrabas vermischen.
Karottenöl als Vorstufe des Provitamin A hat größte Pflegeeigenschaften. Es verbindet sich hier mit dem Vitamin-E-haltigen Weizenkeimöl und den gewebseregenerierenden Substanzen des Bienenhonigs zu einer wirksamen Verjüngungscreme.

Vitalcreme mit Maiskeimöl

40 ml Maiskeimöl
20 ml Zitronensaft, frisch gepreßt
10 g Bienenhonig
100 g Doritin

Maiskeimöl mit Zitronensaft und Bienenhonig zusammenrühren. Mit einem Holzspachtel unter das Doritin mischen.
Maiskeimöl hat wichtige vitalisierende Substanzen wie Blattgrün, Eiweißstoffe, Vitamin A, Allantoin, Lezithin und hochwirksame Glyzerine, die eine besonders weichmachende Eigenschaft haben. Diese Creme gibt aufgrund ihrer Zusammensetzung der alternden Haut wertvolle Antriebe zur Regenerierung.

Hautstraffungscreme II

30 g Aloe vera pulveris
50 ml Rosenwasser
40 ml Avocadoöl
20 ml Karottenöl
130 g Doritin

Aloe-vera-Pulver klümpchenfrei in Rosenwasser lösen und die beiden Ölarten dazugeben. Dann vermischt man alles mit Doritin.
Die Extrakte der Aloepflanze mit ihren feuchtigkeitsbindenden Eigenschaften und die vitaminreichen Öle geben der erschlaffenden Haut die Chance, durch sorgsame Pflege den Alterungsprozeß zu mildern oder aufzuhalten. Man klopft abends diese Creme vorsichtig mit einem Holzspachtel in die Haut ein, wobei man das Dekolleté von

unten nach oben bearbeitet. Die Creme soll üppig aufgetragen werden, um ihre volle Wirkung entfalten zu können.

Jojobaölcreme II

30 ml Jojobaöl
20 ml Orangensaft, frisch gepreßt
10 g Magermilchpulver
20 ml Hamameliswasser
100 g Doritin

Jojobaöl mit Orangensaft vermengen. Magermilchpulver klümpchenfrei im Hamameliswasser lösen und beides mit Doritin vermischen.

Faltenmildernd, straffend, die Hautspannung steigernd und beruhigend, ist diese Komposition wertvoller Substanzen und Wirkstoffe gedacht. Die Creme zieht leicht ein und wird von der Haut völlig aufgenommen.

Basilikum-Erfrischungscreme

25 g Basilikum
120 ml destilliertes Wasser
30 ml Weizenkeimöl
20 ml Sojaöl
100 g Doritin

Basilikum mit dem kochenden, destillierten Wasser übergießen und zugedeckt erkalten lassen. Danach abfiltern und mit Weizenkeim- sowie Sojaöl vermischen. Mit einem Holzlöffel in das Doritin rühren.

Basilikum wirkt aufgrund seiner ätherischen Öle, wie Estragol, Linalol und Ocimen, sowie antiseptischer Substanzen stärkend wie auch harmonisierend. Mit den vitamin- und eiweißreichen Ölen in Verbindung ist dies eine behutsam hauterneuernde Creme mit mildem Duft. Auch die sehr sensible, erschlaffte Haut reagiert gut auf diese Zusammensetzung.

Basilikumöl-Regenerierung

Basilikum in eine bauchige Glasflasche schichten und mit Olivenöl übergießen. Verschlossen fünf Tage lang ziehen lassen. Danach durch einen Kaffeefilter gießen und gut

30 g Basilikum
60 ml Olivenöl
25 g Beinwellwurzel
100 ml destilliertes Wasser
40 g Bienenhonig
120 g Doritin

auspressen. Gehackte Beinwellwurzel mit dem destillierten Wasser übergießen und 6 Stunden weichen lassen. Danach in einem emaillierten Topf 3 Minuten leise kochen lassen. Nach dem Erkalten durch ein Haarsieb pressen. Basilikumöl und Beinwellabkochung vermischen und mit dem Bienenhonig verrühren. Alles zusammen zu dem Doritin geben.

Es ist eine wunderbar weiche, pflegende und regenerierende Creme, die durch eine Vielzahl von Vitaminen, befeuchtenden und aufbauenden Substanzen echte Regenerierung ermöglicht. Nach der abendlichen Reinigung nicht zu dünn auftragen. Besonders auch den Hals, vom Dekolleté aus aufsteigend, damit behandeln. Danach eine dünne Mullbinde um den Hals wickeln und zirka 3 Stunden wirken lassen.

Rosmarin-Vitalcreme

20 g Rosmarin
60 ml Olivenöl
30 ml Jojobaöl
20 ml Hamameliswasser
20 ml Gurkensaft
130 g Ultrabas

Rosmarin in einer bauchigen Glasflasche mit Olivenöl übergießen und das Gemisch 5 Tage lang fest verschlossen ziehen lassen. Danach durch ein Haarsieb filtern und den Pflanzenrückstand gut auspressen. Rosmarinöl mit Jojobaöl vermengen, Hamameliswasser und frisch gepreßten Gurkensaft dazugeben. Sodann rührt man alles mit Ultrabas zusammen.

Die stärkende wie anregende Wirkung des Rosmarins machen wir uns hier zunutze. Jojobaöl zieht nicht nur völlig in die Haut ein, sondern bildet auch einen schützenden Film auf ihr, hilft ihr beim Aufbau des natürlichen Feuchtigkeitsgehaltes. Unterstützend wirkt zusätzlich noch der Gurkensaft.

Johanniskrautöl-Creme II

20 ml Johanniskrautöl
20 ml Zitronensaft, frisch gepreßt
80 g Doritin

Johanniskrautöl mit frischem Zitronensaft verrühren und beides zu dem Doritin geben. Johanniskrautöl wirkt erweiternd auf die feinen Blutgefäße der Haut. Die Haut wird besser durchblutet. Der frische Zitronensaft hat belebende Wirkung. Sie erhalten eine Creme, welche die schlaffe, schlecht durchblutete Haut optimal regenerieren kann. Bitte Vorsicht bei sehr empfindlicher Haut, die vielleicht das kräftige Johanniskrautöl nicht verträgt!

Schachtelhalm-Straffungscreme

20 g Schachtelhalm
100 ml destilliertes Wasser
30 ml Weizenkeimöl
20 g Bienenhonig
100 g Doritin

Schachtelhalm mit dem kochenden Wasser überbrühen und zugedeckt erkalten lassen. Danach durch ein Haarsieb gießen und den Rückstand gut auspressen. Mit Weizenkeimöl und Bienenhonig verrühren und alles zu dem Doritin geben.
Schachtelhalm hat festigende Substanzen, wie Kieselsäure, Kalzium, sowie Vitamine, Provitamin A und C und feuchtigkeitsspeichernde Stoffe. Mit dem Vitamin E des Weizenkeimöls und den Vitalstoffen des Bienenhonigs ergibt sich hier eine straffende, die Haut zur Zellneubildung anregende Creme. Täglich mehrmals auftragen, speziell auf faltige Partien von Gesicht, Hals und Dekolleté.

Kastaniencreme Nofretete

80 g Roßkastanien, geschält
40 ml süßes Mandelöl
20 ml Zitronensaft, frisch gepreßt
40 ml Hamameliswasser
100 g Doritin

Die geschälten Roßkastanien auf einer Glasreibe oder in einer Maschine pürieren. Danach süßes Mandelöl unter die Masse rühren, Zitronensaft und Hamameliswasser hinzufügen und alles unter das Doritin geben.

Die straffenden Stoffe der Roßkastanie sind altbekannt. Schon in der Antike versuchten schöne Frauen, das Altern durch Masken mit Roßkastanienmehl aufzuhalten. Hier ergibt sich mit anderen pflegenden und ausgleichenden Substanzen eine Creme, mit der sich besonders der Hals, aber auch die Hände verjüngen lassen.

Ananas-Straffungscreme

20 ml Ananassaft, frisch gepreßt (ohne Zuckerzusatz)
20 ml Zitronensaft, frisch gepreßt
40 ml Weizenkeimöl
100 g Doritin

Die Fruchtsäfte miteinander vermengen, Weizenkeimöl unterrühren und alles zu dem Doritin geben.

Von Ananassaft weiß man mittlerweile, daß er Substanzen enthält, welche der Erschlaffung entgegenwirken. Mit den Vitaminen A, B_1, B_2, P, E und D des Weizenkeimes zusammen nährt diese Creme die Haut und mildert die Zeichen einer vorzeitigen Alterung. Auch Schäden, welche sich durch Witterungseinflüsse zeigen, werden bei regelmäßigem Gebrauch dieser Straffungscreme bedeutend gemindert.

Kamillen-Aufbaucreme

40 g Lanettewachs SX
20 g Kardamom
40 ml Traubenkernöl
20 g Basilikum
30 ml Sojaöl
10 g Kamillenblüten
50 ml destilliertes Wasser

Selbstemulgierendes Lanettewachs in einem emaillierten Topf, mit einem Holzspachtel rührend, schmelzen. Kardamom in einer bauchigen Flasche mit Traubenkernöl übergießen, dieses einige Minuten lang gut durchschütteln und alles durch ein Haarsieb in die heiße Fettschmelze gießen. Gut unterrühren. Basilikum in eine bauchige Glasflasche geben, Sojaöl daraufgießen; man schüttelt beides einige Minuten gut durch und gibt es durch ein Haarsieb ebenfalls in die heiße Fettschmelze. Wieder gut durchrühren. Man übergießt die Kamillenblüten mit dem kochenden, destillierten Wasser, läßt sie einige Minuten ziehen und gießt sie durch ein Haarsieb zuletzt in die Fettschmelze. Wieder gut durchrühren. Nach dem Erkalten in Cremedosen füllen und gut schließen. Kühl aufbewahren.

Sie erhalten eine milde, phantastisch pflegende Creme mit dezentem Duft, die sich für reife, sensible Haut eignet.

Fenchelcreme Königin Luise

30 g Fenchel
60 ml Olivenöl
100 ml Rosenwasser
50 g Lanettewachs SX

Fenchel in einer bauchigen Glasflasche mit Olivenöl übergießen und die Mischung drei Tage lang ziehen lassen. Danach das Gemisch durch ein Haarsieb filtern und den Pflanzenrückstand gut auspressen. Mit Rosenwasser zusammen im heißen Wasserbad schmelzen. Lanettewachs gesondert in einem Emailletopf erhitzen. Vom Feuer nehmen und die erwärmte Rosenwasserflüssigkeit langsam unterrühren. Bis zum Erkalten rühren.

Die milde, pflegende Creme hat angeblich schon Königin Luise von Preußen ihre empfindliche Haut schöngepflegt. Damals beschäftigten sich Kammerfrauen damit, nach kosmetischen Geheimrezepten Schönheitsmittel herzustellen. Heute kann sich jede Frau mit natürlichen Mitteln pflegen.

Hopfen-Erneuerungscreme

50 g Hopfendolden (auch Zapfen genannt, weiblich)
120 ml Olivenöl
½ Vanilleschote
30 ml Olivenöl
120 g Doritin

Man schichtet die Hopfendolden in eine bauchige Glasflasche und gießt 120 ml Olivenöl darauf. Man läßt die Mischung an einem warmen Ort zwei Wochen lang ziehen. Danach filtert man sie durch ein Haarsieb und drückt den Pflanzenrückstand mit einem Holzlöffel fest aus. Man schneidet die halbe Vanilleschote der Länge nach auf, gibt sie in eine Glasflasche und gießt 30 ml Olivenöl darüber. Zwei Tage lang ziehen lassen. Danach abgießen und die Schote ausdrücken. Man gibt beide Öle zusammen und rührt sie unter das Doritin.

Hopfendolden enthalten weibliche Sexualhormone, sogenannte »Pflanzenhormone«, die auf die Haut straffend wirken. Der unangenehme Geruch wird mit Vanilleöl neutralisiert. Mit dieser Hauterneuerungscreme sollte man auch das faltige Dekolleté, den Hals und die Hände behandeln. Wenn man den Hals nach dem Auftragen der Creme mit einer angefeuchteten Mullbinde umwickelt (nicht zu fest!), erzielt man den doppelten Effekt.

Rosencreme II

50 g Rosen, getrocknete Blätter
100 ml Olivenöl
50 ml Rosenwasser
130 g Doritin

Die möglichst rosafarbenen Rosenblätter in eine Karaffe oder weitbauchige Glasflasche schichten und mit Olivenöl zwei Wochen lang an einem dunklen warmen Ort ziehen lassen, dann durch einen Kaffeefilter geben und den Blütenrückstand fest auspressen. Das Rosenwasser dazugießen und beides mit Doritin vermengen. Mit einem Holzlöffel rühren!

Die Rose wurde immer schon wegen ihrer stärkenden, entzündungshemmenden und erfrischenden Wirkung in der Schönheitspflege verarbeitet. Die in ihr enthaltenen Pektine spenden der Haut Feuchtigkeit. Gerade die reife Haut verträgt Rosencreme gut.

Weizenkeim-Honig-Creme II

40 ml Weizenkeimöl
20 g Bienenhonig
30 ml Hamameliswasser
100 g Doritin

Weizenkeimöl und Bienenhonig mit dem Hamameliswasser verrühren und mit Doritin vermengen.

Dies ist eine aufbauende Creme für die reife, schlaffe, dabei empfindliche Haut. Der hohe Vitamin-E-Gehalt des Weizenkeimöls und die Spurenelemente wie Vitalstoffe des Bienenhonigs, verbunden mit den besänftigenden Substanzen des Hamameliswassers, gleichen die Falten der alternden Haut allmählich aus und erhöhen den mangelnden Turgor (Hautspannung).

Nußöl-Pflegecreme

40 ml Haselnußöl
30 ml Orangenblütenwasser
20 g Bienenhonig
100 g Ultrasicc

Haselnußöl und Orangenblütenwasser mit dem Bienenhonig verrühren und beides mit Ultrasicc vermengen.

Die gefäßverengenden, zusammenziehenden, dabei nährenden und heilenden Substanzen des Haselnußöles, verbunden mit den verschönernden Stoffen des Bienenhonigs, machen diese Creme reich. Die zarten Duftstoffe des Orangenblütenwassers schaden auch allergischer Haut nicht.

Grapefruit-Cremestraffung

30 ml Grapefruitsaft, frisch gepreßt, ungezuckert
20 ml Rosenwasser
20 g Bienenhonig
100 g Doritin

Saft, Rosenwasser und Bienenhonig miteinander vermengen und unter das Doritin rühren. Unbedingt nur mit einem Holzlöffel rühren, da Metall anläuft.

Diese Creme wirkt hautstraffend, belebend und erfrischend zugleich, sie ist eine gute Pflegecreme für die alternde, fettige Haut. Man kann sie mehrmals täglich auftragen, wobei faltige Partien besonders gut bedacht werden sollten.

Guajak-Maiskeim-Creme Herzogin von Alba

20 g Guajakrinde
50 ml Olivenöl
30 ml Gurkensaft, frisch gepreßt
30 ml Maiskeimöl
25 ml Rosenwasser
30 g Lanettewachs SX

Die Guajakrinde in einer bauchigen Glasflasche mit Olivenöl übergießen und sechs Tage lang ziehen lassen. Danach durch einen Kaffeefilter geben und die Rinde auspressen. Das Öl mit dem Gurkensaft, Maiskeimöl und Rosenwasser verrühren. Im heißen Wasserbad erwärmen. Das Lanettewachs in einem emaillierten Topf bei kleiner Flamme schmelzen, vom Herd nehmen und unter ständigem Rühren mit einem Holzspachtel die Flüssigkeit hinzufügen. Bis zum Erkalten rühren.

Das würzig duftende Guajakholz war schon im Mittelalter als Heil- und Pflegemittel bekannt. Man schrieb ihm wahre Wunderkräfte zu. Heute ist es für die Kosmetik neu entdeckt worden. Seine belebenden, ausgleichenden Stoffe ergänzen in dieser Creme die zellerneuernden Substanzen des Gurkensaftes und die Vitamine des Maiskeimöls. Man behauptet, daß die schöne Herzogin von Alba, die den Maler Goya zu vielen Gemälden inspirierte, mit dieser »Wundercreme« eine frische Haut erhielt. Es ist eine Creme für die reife, durch Temperaturschwankungen und Umweltgifte strapazierte Haut.

Johannisbeercreme

30 g Johannisbeermus, frisch gepreßt
20 ml süßes Mandelöl
20 ml Rosenwasser
20 g Bienenhonig
100 g Doritin

Die frisch gepflückten und durch ein Haarsieb gepreßten Johannisbeeren werden mit süßem Mandelöl, Rosenwasser und Bienenhonig verrührt. Dann gibt man die Masse zu dem Doritin.

Johannisbeeren wirken erfrischend und anregend. Diese Creme muntert die schlaffe, fahle und teigige Altershaut gehörig auf. Bei regelmäßiger Anwendung wirken die Substanzen von süßem Mandelöl, Rosenwasser und Bienenhonig faltenmildernd und geschmeidig auf die Haut.

Sonnenblumenöl-Creme mit Honig

30 ml Sonnenblumenöl
20 g Bienenhonig
30 ml Orangenblütenwasser
100 g Doritin

Das Sonnenblumenöl mit Bienenhonig und Orangenblütenwasser vermischen. Zu dem Doritin rühren.

Sonnenblumenkerne, aus denen das Öl gepreßt wird, enthalten 25 Prozent Eiweißkörper, sind reich an Vitaminen, besonders der B-Gruppe. Zusammen mit dem Bienenhonig ergibt sich hier eine hautzellerneuernde Creme, die man unbesorgt auch bei Überempfindlichkeit anwenden kann. Sie zieht leicht in die Haut ein und hinterläßt keinen Fettglanz.

Stiefmütterchen-Vitamincreme

30 g Stiefmütterchenblüten
100 ml destilliertes Wasser
30 ml Orangensaft
20 ml Avocadoöl
100 g Doritin

Die Stiefmütterchenblüten mit dem kochenden Wasser übergießen und zugedeckt erkalten lassen. Abgießen und den Blütenrückstand gut auspressen. Den Tee mit Orangensaft und Avocadoöl zusammenrühren und dem Doritin beifügen. Mit einem Holzspachtel nochmals tüchtig rühren.

Stiefmütterchenblüten sind reich an Vitamin C. Es kommen ätherische Öle und zusammenziehende Stoffe hinzu. Mit dem Vitamin C des Orangensafts und dem des Avocadoöls gibt diese Creme der Haut neue Impulse, festigt und belebt sie nachhaltig.

Liliencreme Königin Claude

2 weiße Lilienblüten, frisch
50 ml Olivenöl
30 g Bienenhonig
20 g weißes Wachs
50 ml Orangenblütenwasser
40 g Lanettewachs SX

Die frischen Lilienblüten mit einem scharfen Messer kleinschneiden und in eine bauchige Glasflasche schichten. Das Olivenöl übergießen und sieben Tage lang ziehen lassen. Danach gießt man das Gemisch durch einen Kaffeefilter und preßt den Blütenrückstand gut aus. Alles mit dem Bienenhonig vermischen. Das weiße Wachs in einem emaillierten Topf, unter ständigem Rühren mit einem Holzspachtel, bei kleiner Flamme langsam schmelzen und das Ölgemisch eingießen. Das Orangenblütenwasser im heißen Wasserbad erhitzen (keinesfalls kochen!) und dazurühren. In einem emaillierten Topf das Lanettewachs schmelzen, vom Feuer nehmen und alle Zutaten vorsichtig unterrühren. Noch bis zum völligen Erkalten gut rühren.

Diese alte, berühmte Creme benutzte schon die Reine Claude, Gemahlin des französischen Monarchen Franz I., zur Schönheitspflege. Im Gegensatz zur Lilienzwiebel, die heute schwer erhältlich ist und kaum noch Verwendung findet, sind die Blüten wirkungsvoll, sie klären, straffen und reinigen die Haut und wirken auch gegen Unreinheiten am besten, wenn man sie nach dem Bad aufträgt und mehrere Stunden einwirken läßt.

Die allergische angegriffene Haut

Honig-Milch-Creme

20 g Bienenhonig
20 g Vollmilchpulver
30 ml Rosenwasser
100 g Ultrabas

Bienenhonig, Vollmilchpulver und Rosenwasser klümpchenfrei zusammenrühren. Dann fügt man alles zum Ultrabas.
Bienenhonig wirkt mildernd auf allergische Reaktionen des Körpers. Die vielfältigen Vitamine der Milch, vor allem das Schönheitsvitamin F, wirken anregend auf die Zellneubildung. Die allergische Haut wird nicht gereizt. Flecken und Schuppenbildung gehen allmählich zurück.

Mandel-Milch-Creme

30 ml süßes Mandelöl
20 g Magermilchpulver
40 ml Orangenblütenwasser
100 g Doritin

Mandelöl, Magermilchpulver und Orangenblütenwasser klümpchenfrei miteinander vermengen und zum Doritin geben.
Die milden Substanzen des Mandelöls beruhigen angegriffene, zu Allergien neigende Haut. Das Eiweiß der Magermilch erhält die Elastizität der Haut. Durch die beigegebene Feuchtigkeit bildet sich ein schützender Film gegen die Einflüsse der Umwelt.

Calendula-Softcreme

30 g Ringelblumen
80 ml destilliertes Wasser
30 ml Rosenwasser
20 g Bienenhonig
100 g Doritin

Ringelblumen mit dem kochenden, destillierten Wasser übergießen und zugedeckt erkalten lassen. Danach durch ein Haarsieb gießen und den Blütenrückstand gut auspressen. Die Flüssigkeit mit dem Rosenwasser und dem Bienenhonig zusammenrühren. Zu dem Doritin geben.
Heilende und klärende Eigenschaften hat die Ringelblume; als Calendula officinalis in die Medizin eingegangen. Sie wirkt aber auch beruhigend. Ekzeme heilen unter ih-

rem Einfluß allmählich ab. Diese milde Creme spendet angegriffener, allergischer Haut wertvolle Stoffe und kann sie nicht irritieren, da sie keine Duftstoffe und sonstige reizende Substanzen enthält.

Hamamelis-Rosen-Creme

30 ml Hamameliswasser
30 ml Rosenwasser
20 g Bienenhonig
20 Agar-Agar
100 g Doritin

Hamamelis- und Rosenwasser mit Bienenhonig vermengen und im heißen Wasserbad erhitzen (keinesfalls kochen!). Sodann rührt man gleich das Agar-Agar klümpchenfrei darunter. Gleich zu dem Doritin geben und bis zum Erkalten weiterrühren.

Sie erhalten eine erfrischende, milde Creme für die gereizte, dabei jedoch fettige Haut, die wertvolle Substanzen enthält und gut vertragen wird.

Bananenbalsam

½ vollreife, weiche Banane
30 ml Maiskeimöl
10 g Agar-Agar
20 ml Rosenwasser
120 g Doritin

Die halbe Banane in einem Mixer pürieren oder mit einer Gabel zu Mus zerdrücken. Man arbeitet das Maiskeimöl darunter. Agar-Agar mit dem im Wasserbad erhitzten (nicht gekochten!) Rosenwasser klümpchenfrei verrühren. Beide Gemische zusammenrühren. Zu dem Doritin geben. Nochmals sehr gut mit einem Holzspachtel durcharbeiten.

Bananen sind reich an Eiweißstoffen, schönheitspendendem Vitamin A sowie Spurenelementen. Die Kombination mit pflegendem Maiskeimöl und mineralstoffreichem Agar-Agar aus Meeresalgen erzielt den mildernden Effekt. Statt mit chemischen Inhaltsstoffen lieber mit den Kräften der Natur auskurieren: eine Devise auch für die Kosmetik.

Beifuß-Hautcreme Artemisia

20 g Beifußblüten
60 ml destilliertes Wasser
30 ml Rosenwasser
20 ml Avocadoöl
100 g Ultrasicc

Die Beifußblüten mit dem kochenden Wasser übergießen und zugedeckt ziehen lassen. Wenn die Flüssigkeit erkaltet ist, abgießen, Blütenrückstände gut ausdrücken. Mit dem Rosenwasser und Avocadoöl zu dem Ultrasicc rühren.

Sie erhalten eine lindernde Creme, die bis in die tieferen Schichten der Haut hineinwirkt. Das reichhaltige Avocadoöl zieht rasch ein und hinterläßt keinen Fettglanz. Die Creme ist auch für fettige, irritierte Haut gut geeignet.

Haifischölcreme

20 ml Haifischöl
20 ml Zitronensaft, frisch gepreßt
Schale einer Zitrone, unbehandelt, naturbelassen
20 ml süßes Mandelöl
100 g Doritin

Das Haifischöl mit dem Zitronensaft zusammenrühren. Die Schale der unbehandelten Zitrone auf einer Glasreibe abreiben und in das süße Mandelöl geben. Alle Zutaten zusammen mit dem Doritin verrühren.

Haifischöl wirkt aufbauend. Zusammen mit den Wirkstoffen der Zitrone und ihrem reichen Vitamin-C-Gehalt ergibt sich hier eine Creme für die gereizte, dabei fettige Haut, die schlecht durchblutet ist.

Minzen-Kamillen-Creme

20 g Pfefferminzblätter
20 g Kamillenblüten
100 ml destilliertes Wasser
30 ml süßes Mandelöl
100 g Doritin

Pfefferminzblätter mit Kamillenblüten vermengen und mit dem kochenden Wasser übergießen. Zugedeckt erkalten lassen. Durch ein Haarsieb gießen und gut ausdrücken. Mit dem Mandelöl vermischen und zu dem Doritin geben.

Sie ist eine keimtötende, milde Creme, die dank der ätherischen Öle anregend wirkt. Durch das Mandelöl wird die Haut weich und geschmeidig.

Orangenblütencreme II

40 ml Orangenblütenwasser
30 ml Reisöl
100 g Doritin

Das Orangenblütenwasser mit dem Reisöl zu dem Doritin geben. Mit einem Holzspachtel gut durchrühren.

Orangenblütenwasser wirkt mildernd. Das Öl des Reiskornes hat aufbauende Eigenschaften, speziell durch die darin vorhandenen Vitamine der B-Gruppe. Die erhalten eine milde Pflegecreme für strapazierte, gereizte Haut, die erst allmählich normalisiert werden kann. Man muß viel Geduld für ihre Pflege haben – und die richtige Creme.

Sesam-Honig-Creme Königin Hatschepsut

30 ml Sesamöl
20 g Bienenhonig
20 ml Hamameliswasser
100 g Ultrasicc

Sesamöl mit Bienenhonig verrühren und Hamameliswasser dazugeben. Alles zusammen vermischt man mit dem Ultrasicc. Sesamöl ist reich an hochwertigem Eiweiß und an Mineralstoffen. Es ist ein leichtes Öl, das von der Haut sofort aufgenommen wird. Angeblich pflegten sich schon die schönen Pharaoninnen damit, wie Königin Hatschepsut, die neben Nofretete zu den eitelsten Damen ihrer Zeit zählte.

Vitamin-A-Konzentrat

20 ml Karottenöl
20 ml Weizenkeimöl
40 ml Hamameliswasser
120 g Doritin

Die beiden Ölsorten miteinander vermischen und das Hamameliswasser dazugeben. Dann alles zusammen mit dem Doritin verrühren.

Durch ihren Reichtum an Vitamin A wirkt diese Creme auf rascheste Weise verschiedenen Hautschäden entgegen. Reizungen und Rötungen klingen allmählich ab. Das Konzentrat ist eine Creme für die reife, überbeanspruchte Haut, die nur milde Substanzen verträgt, dabei aber der optimalen Pflege bedarf.

Lavendel-Beruhigungscreme

20 g Lavendelblüten
70 ml destilliertes Wasser
20 ml Orangenblütenwasser
20 g Bienenhonig
30 ml Sojaöl
120 g Ultrasicc

Lavendelblüten mit dem kochenden Wasser übergießen und das Gemisch zugedeckt erkalten lassen. Danach durch ein Haarsieb filtern und die Blütenrückstände auspressen. Lavendel- mit Orangenblütenwasser vermischen und Bienenhonig unterrühren. Danach langsam das Sojaöl zusetzen und alles in das Ultrasicc einmischen. Sie erhalten eine sanft belebende, aromatische Creme, die dabei sehr pflegend ist und dank ihrer milden Zusammensetzung Hautreizungen abklingen lassen kann.

Couperose (geplatzte Äderchen)

Wenn winzige Äderchen durch die Haut schimmern, besonders in der Wangengegend und an den Nasenflügeln, so spricht man von »Couperose« oder »Teleangiektasien«. Der Volksmund nennt diese Erscheinung auch »geplatzte Äderchen«. In Wahrheit sind die winzigen Adern jedoch nicht geplatzt. Vielmehr hat die Spannung ihrer Wände aus diversen Gründen so nachgelassen, daß sie sich ausweiten und so sichtbar werden.

Der Gehalt an Gefäßvitamin »Rutin« in mehreren Pflanzen gibt uns die Möglichkeit, hier wirksam zu helfen, denn »Rutin« stärkt die Blutgefäßwände so, daß sie dem Druck der Blutströmung besser widerstehen können und die Äderchen unsichtbar bleiben.

Hirtentäschelcreme

20 g Hirtentäschel
100 ml destilliertes Wasser
20 ml Zitronensaft, frisch gepreßt
100 g Ultrabas

Hirtentäschel mit dem kochenden Wasser überbrühen und die Lösung zugedeckt erkalten lassen. Danach durch ein Haarsieb gießen und den Pflanzenrückstand gut auspressen. Den Tee mit Zitronensaft vermischen und alles unter das Ultrabas rühren. Abends nach der Reinigung, aber auch tagsüber mehrmals die Äderchen mit dieser Creme betupfen; je öfter, desto besser.

Hamamelis-Couperosecreme

30 g Hamamelisblätter
100 ml destilliertes Wasser
20 ml süßes Mandelöl
100 g Doritin

Hamamelisblätter in einer bauchigen Glasflasche mit dem kochenden Wasser übergießen und zugedeckt erkalten lassen. Den Tee durch ein Haarsieb gießen, Rückstände auspressen. Mit Mandelöl vermischen und zu dem Doritin rühren.

Den besänftigenden Einfluß der Hamamelis auf die Blutverteilung verdankt sie ihrem Gehalt an Vitamin P, das als Gefäßvitamin Rutin berühmt ist. Mehrmals täglich die Äderchen mit der Creme betupfen und einziehen lassen.

Huflattich-Linderungscreme

30 g Huflattichblätter
10 g Huflattichblüten
100 ml destilliertes Wasser
30 ml Olivenöl
120 g Doritin

Huflattichblätter und -blüten in ein Gefäß schichten und mit dem kochenden Wasser übergießen. Zugedeckt erkalten lassen. Danach abfiltern und den Pflanzenrückstand auspressen. Mit dem Olivenöl vermischen und unter das Doritin rühren.

Schon in früheren Jahrhunderten wurde der Huflattich gegen Gesichtsröte und hitzige Geschwüre verwendet.

Man tupft reichlich von der Linderungscreme auf die geröteten Stellen und läßt sie einziehen.

Rosmarincreme

Rosmarinblätter für 3 Stunden im destillierten Wasser einweichen und sie dann in ei-

20 g Rosmarinblätter
80 ml destilliertes Wasser
30 ml Sojaöl
20 g Bienenhonig
100 g Doritin

nem emaillierten Topf zum Kochen bringen. Zugedeckt erkalten lassen und abfiltern. Man gibt das Sojaöl und den Bienenhonig zu der Flüssigkeit und verrührt alles gut mit dem Doritin.

Die stärkende und krampfstillende Eigenschaft des Rosmarins können wir uns auch hinsichtlich der Couperose zunutze machen. Die Gefäßwände werden gestärkt, der Krampf, der sie infolge nervöser Spannungen oftmals einengt, wird gelockert. Rosmarincreme täglich mehrmals nicht zu sparsam auf die betroffenen Gesichtspartien tupfen und einwirken lassen.

Hautreizungen

Hautreizungen und -rötungen gehen meistens Hand in Hand. Häufig ist dieser Hauttyp nervös bedingt. Auch Unreinheiten hinterlassen Hautreizungen und das Heer der Allergien.

Malvenbalsam

30 g Malvenblüten
80 ml süßes Mandelöl
20 g Malvenblätter
100 ml destilliertes Wasser
30 g Lanettewachs SX

Malvenblüten in eine weitbauchige Glasflasche schichten und das Mandelöl darübergießen. Die Mischung sechs Tage lang verschlossen an einem dunklen Ort ziehen lassen. Danach durch einen Kaffeefilter gießen und den Blütenrückstand gut auspressen. Die Malvenblätter mit dem kochenden Wasser übergießen, zugedeckt erkalten lassen. Durch ein Haarsieb filtern. Das Öl mit dem Tee vermengen. Das Lanettewachs auf kleiner Flamme in einem emaillierten Topf, unter ständigem Rühren mit einem Holzspachtel, schmelzen lassen. Vom Feuer nehmen und langsam die vorher im Wasserbad erwärmte Tee-Öl-Mischung einrühren. Noch bis zum Erkalten rühren.

Dieser konzentrierte Malvenbalsam wirkt beruhigend und lindernd bei allen Arten von Hautreizung. Er ist gleichzeitig gut bei allergischen Reaktionen.

Kastanien-Honig-Creme

40 g Roßkastanien, geschält
30 ml Olivenöl
20 ml Hamameliswasser
100 g Doritin

Geschälte Roßkastanien reiben oder im Mixer pürieren. Dann vermengt man sie mit dem Olivenöl und läßt die Mischung drei Tage lang ziehen. Danach durch ein Haarsieb rühren. Abwechselnd das Öl und das Hamameliswasser zu dem Doritin geben.

Es ergibt eine heilende, stärkende und beruhigende Creme gegen Hautreizungen, die man abends nach der Reinigung dünn aufträgt.

Kamillencreme II

30 g Kamillenblüten
50 ml Olivenöl
30 ml süßes Mandelöl
60 ml Orangenblütenwasser
40 g Lanettewachs SX

Kamillenblüten in eine bauchige Glasflasche geben und das Oliven-, als auch das Mandelöl darübergießen. Man läßt die Mischung verschlossen an einem warmen Ort vier Tage lang ziehen. Danach filtert man den Sud durch einen Kaffeefilter und drückt den Blütenrückstand fest aus. Man mischt das Kamillenöl mit Orangenblütenwasser und hält es im heißen Wasserbad warm. Währenddessen schmilzt man in einem emaillierten Topf das Lanettewachs unter ständigem Rühren mit einem Holzlöffel oder einem -spachtel bei kleiner Flamme, nimmt es vom Feuer und gießt langsam das Öl-Wasser-Gemisch hinzu. Noch bis zum Erkalten weiterrühren.

Der beruhigende, heilende Effekt der Kamille ist seit der Antike bekannt und berühmt. Durch das beigefügte Öl der Olive und der Mandel sowie den zarten Duft der Orangenblüten wird die Creme besonders fein und besänftigend. Man kann sie ruhig mehrmals täglich in größerer Menge auftragen und einziehen lassen.

Orangenblüten-Honig-Creme

50 ml Orangenblütenwasser
20 g Bienenhonig
30 ml süßes Mandelöl
100 g Doritin

Orangenblütenwasser mit Bienenhonig vermengen, Mandelöl hinzufügen und alles mit Doritin verrühren.
Orangenblüten sind bekannt für ihre entspannende, beruhigende Wirkung. Durch die schützenden Bestandteile des Bienenhonigs und des Mandelöls wirkt diese Creme hervorragend auf gerötete und nervös gereizte Haut.

Die Aknehaut

Die unreine, von Pickeln und Mitessern geplagte Haut kommt inzwischen nicht mehr nur bei Jugendlichen vor. Durch Luftverschmutzung, Chemikalien in Waschmitteln, Streß und andere »Errungenschaften« unserer Zeit hat sich Akne auch bei Erwachsenen breitgemacht.
Aus der Kräuterapotheke der Natur können wir die Gegenmittel beziehen und uns ihre wirksamen Kräfte zunutze machen.

Arnikacreme II

30 g Arnikablüten
80 ml Olivenöl
30 ml Rosenwasser
100 g Doritin

Arnikablüten in eine bauchige Flasche geben und mit Olivenöl übergießen. Gut durchschütteln, damit jede Blüte Feuchtigkeit bekommt. Verschlossen drei Tage lang an einem dunklen Ort ziehen lassen. Danach durch einen Kaffeefilter drücken. Den

Blütenrückstand gut auspressen. Das Arnikaöl mit dem Rosenwasser mischen und zu dem Doritin rühren.

Die heilenden, klärenden Eigenschaften der Arnikapflanze helfen vorzüglich bei Hautunreinheiten. Man betupft die betroffenen Stellen mehrmals am Tage und nach der abendlichen Reinigung, bis sie verschwinden.

Hefe-Klärcreme

20 g Bäckerhefe
20 ml süßes Mandelöl
40 g Ultrabas

Die Hefe zerbröckeln, klümpchenfrei in das Mandelöl einrühren und zum Ultrabas geben, nochmals gut durcharbeiten.

Nach der abendlichen Reinigung trägt man diese Creme auf die unreinen Hautpartien und läßt sie über Nacht einwirken. Dann mit lauwarmem Wasser abspülen. Diese Creme hält, kühl aufbewahrt, nur drei Tage.

Johanniskrautcreme II

30 ml Johanniskrautöl
30 ml Hamameliswasser
20 g Bienenhonig
100 g Doritin

Johanniskrautöl und Hamameliswasser mit dem Bienenhonig vermengen und unter das Doritin rühren.

Johanniskraut heilt Aknehaut. Es wirkt antiseptisch und zusammenziehend dank seines Gehaltes an ätherischen Ölen, Gerbstoff und Vitamin C. Mit den wertvollen Substanzen von Hamameliswasser und Bienenhonig zusammen wirkt es optimal. Johanniskrautblüten sind sehr schwer erhältlich, weil sie ihren Gehalt an ätherischen Ölen rasch verlieren. Wer aber zwischen Juni und August blühendes Johanniskraut findet, kann die Blüten selber sammeln, trocknen und in Öl ansetzen.

Immergrün-Zitronen-Creme

30 g Immergrünblätter
100 ml destilliertes Wasser
20 ml Rosenwasser
30 ml Zitronensaft, frisch gepreßt
30 g Lanettewachs SX

Immergrünblätter im destillierten Wasser einmal aufkochen und zugedeckt erkalten lassen. Danach abgießen und den Rückstand gut auspressen. Mit dem Rosenwasser und Zitronensaft mischen und im heißen Wasserbad nochmals erwärmen. Lanettewachs in einem emaillierten Topf bei kleiner Flamme unter ständigem Rühren mit einem Holzspachtel schmelzen. Die erwärmte Teemischung untermengen und noch bis zum Erkalten rühren.

Immergrün ist blutreinigend, wundenheilend und zusammenziehend. Wegen dieser Eigenschaften wird die Pflanze seit Jahrhunderten gegen Hautleiden und Unreinheiten verwendet. Mit dieser sauren Creme wird allmählich der natürliche Hautschutz wiederhergestellt. Unreinheiten werden geklärt, die Neigung dazu klingt ab.

Allantoinsalbe

30 g Beinwellwurzeln, gehackt
100 ml destilliertes Wasser
1 Zwiebel, geschält
50 ml Olivenöl
30 ml Rosenwasser
20 g Bienenhonig
40 g Lanettewachs SX

Gehackte Beinwellwurzeln im Wasser einweichen und 8 Stunden quellen lassen. Dann bringt man sie in einem emaillierten Topf dreimal zum Kochen und läßt sie bei kleiner Flamme noch 5 Minuten leise sieden. Zugedeckt erkalten lassen. Man filtert sie durch ein Kaffeesieb und drückt den Rückstand fest aus. Man reibt die geschälte Zwiebel auf einer Glasreibe oder püriert sie im Mixer. Das Mus vermischt man mit Olivenöl und läßt es eine Nacht lang ziehen. Danach durch einen Kaffeefilter geben und gut ausdrücken. Man vermischt beide Flüssigkeiten mit dem Rosenwasser und dem Bienenhonig und läßt sie im heißen Wasserbad warm werden (jedoch keinesfalls kochen!). Das Lanettewachs wird in einem emaillierten Topf auf kleiner Flamme unter stetem Rühren mit einem Holzspachtel geschmolzen. Dann gibt man langsam die erwärmten Flüssigkeiten hinzu und rührt noch bis zum Erkalten weiter.

Es ist erwiesen, daß die Wirkstoffe Allantoin und Extraktum Cepae, der Extrakt aus der Zwiebel, imstande sind, narbige Verhärtungen der Haut zu lockern und zu erweichen. Sie wirken zugleich glättend und passen damit Narbengewebe dem normalen Hautprofil allmählich an. Alle narbigen Partien mit dieser Salbe in sanften Strichen, ohne zu ziehen und zu zerren, mehrmals täglich behandeln. Die Salbe nicht fortwischen, sondern auf der Haut lassen.

Sommersprossen
Bleichungscreme

20 g Brunnenkresseblätter
80 ml destilliertes Wasser
30 ml Zitronensaft, frisch gepreßt
100 g Doritin

Brunnenkresseblätter mit dem kochenden Wasser überbrühen und zugedeckt erkalten lassen. Danach durch ein Haarsieb filtern und den Rückstand auspressen. Mit dem Zitronensaft vermischen. Den Sud zu dem Doritin geben.

Die Wirkung der Brunnenkresse auf Sommersprossen und Pigmentveränderungen des Körpers ist altbekannt. Diese Bleichwirkung wird noch durch die Beigabe von Zitronensaft unterstützt, der ebenfalls klärende, aufhellende Wirkung hat. Man betupft die Sommersprossen täglich mehrmals und läßt die Creme einziehen.

Sommersprossencreme II

30 ml Zitronensaft, frisch gepreßt
20 ml Glyzerin
30 ml Hamameliswasser
40 g Lanettewachs SX

Zitronensaft und Glyzerin mit dem Hamameliswasser zusammengeben. In einem emaillierten Topf schmilzt man unter Rühren mit einem Holzlöffel auf kleinem Feuer das Lanettewachs. Im heißen Wasserbad erwärmt man die erste Flüssigkeit (nicht kochen!) und rührt sie langsam unter die Fettschmelze. Bis zum völligen Erkalten weiterrühren.

Die bleichende Wirkung des Zitronensaftes, verbunden mit den pflegenden Substanzen das Glyzerins und des Wachses, macht diese Creme so wertvoll; sie ist auch gegen Altersflecken wirksam.

Kräutercreme

15 g Frauenmantelkraut
80 ml destilliertes Wasser
20 g Bienenhonig
20 ml Zitronensaft
100 g Doritin

Frauenmantelkraut mit dem kochenden Wasser überbrühen und zugedeckt erkalten lassen. Danach durch ein Haarsieb gießen und den Pflanzenrückstand fest ausdrükken. Den Tee mit Bienenhonig und Zitronensaft mischen. Zu dem Doritin rühren.

Auch Frauenmantelkraut hat bleichende Wirkung, die in dieser Creme durch die Zugabe von Zitronensaft verstärkt wird. Sie eignet sich daher bei Sommersprossen, Alters- und sonstigen Pigmentflecken zur behutsamen Aufhellung.

Die Orangenhaut

Mäusedorngelee

Mäusedornwurzel und Efeublätter zusammengeben und mit dem kochenden Wasser übergießen. Zwei Tage lang ziehen lassen.

20 g Mäusedornwurzel
10 g Efeublätter
130 ml destilliertes Wasser
50 ml Rosenwasser
20 g Agar-Agar
10 g Gelatine, pulverisiert

Danach durch ein Haarsieb gießen und den Pflanzenrückstand sehr fest auspressen. Die Flüssigkeit mit dem Rosenwasser vermischen und nochmals aufkochen. Etwas davon abnehmen und noch heiß mit Agar-Agar und Gelatine klümpchenfrei verrühren. Bis zum Erkalten rühren und in einen hohen Glastiegel gießen. Auf die von der Orangenhaut betroffenen Körperpartien reiben und mit einer Massagebürste kräftig kreisend einmassieren.

Algen-Zehrcreme

20 g Agar-Agar
40 g Efeublätter, kleingeschnitten
20 g Ginster
20 g Schachtelhalm
¼ l destilliertes Wasser
30 g Gelatine, pulverisiert

Agar-Agar, Efeublätter, Ginster und Schachtelhalm miteinander vermischen und das destillierte Wasser daraufgießen. Das Gemisch 30 Minuten lang ziehen lassen und dann in einem emaillierten Topf unter ständigem Rühren mit einem Holzlöffel zum Kochen bringen, danach gleich durch ein Haarsieb filtrieren. Etwas von der heißen Flüssigkeit abnehmen und klümpchenfrei die Gelatine einrühren. Nochmals sehr gut durchrühren und noch warm in ein verschließbares Porzellangefäß geben.

Mit dieser Zehrcreme reibt man nach dem Bad die von Orangenhaut oder Erschlaffung betroffenen Körperpartien ein und massiert sie kräftig mit einem Luffaschwamm oder Massagehandschuh. Die Haut muß sich gut röten. Die straffenden, zehrenden Eigenschaften der verwendeten Pflanzen kommen bei regelmäßiger Anwendung zur Wirkung.

Hautöle ohne Konservierungsmittel

Basilikumöl

30 g Basilikum
1 Gewürznelke
100 ml süßes Mandelöl
30 ml Reisöl

Basilikum in eine bauchige Glasflasche geben. Die Gewürznelke zerquetschen und dazugeben. Die beiden Ölsorten darübergießen. Die Flasche verschließen und an einen dunklen, warmen Ort stellen. Zwei Wochen lang ziehen lassen. Dabei immer wieder gut durchschütteln. Nach dieser Zeit gießt man das Öl durch einen Kaffeefilter und preßt den Rückstand gut aus.

Die mildernden, entzündungshemmenden und stärkenden Eigenschaften das Basilikums machen dieses Öl zu einem guten Pflegemittel für die Haut. Durch die Beigabe der Gewürznelke läßt es sich länger konservieren. Jedoch sollte es kühl und dunkel aufbewahrt werden.

Lavendelöl

40 g Lavendelblüten, getrocknet
120 ml Olivenöl
20 ml süßes Mandelöl

Getrocknete Lavendelblüten zwischen den Fingern zerreiben und in eine bauchige Glasflasche oder einen Flacon mit Stöpsel schichten. Keinesfalls jedoch in ein Kunststoffgefäß! Nun gießt man die beiden Öle darüber, verschließt die Flasche und läßt das Gemisch an einem dunklen, warmen Ort zwei Wochen lang ziehen. Danach durch einen Kaffeefilter gießen und den Blütenrückstand auspressen.

Lavendel ist in sich antiseptisch, weshalb sich dieses hervorragende Pflegeöl auch ohne chemische Konservierung gut hält, wenn man es kühl und trocken aufbewahrt.

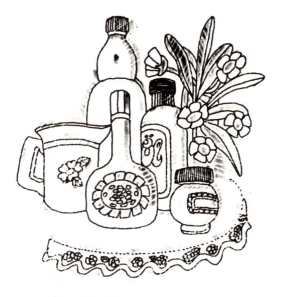

Karottenöl

400 g Karotten, frisch
100 ml Olivenöl
30 ml Avocadoöl
1 Gewürznelke

Die geputzten, gewaschenen Karotten in einem Mixer pürieren oder auf einer Glasreibe raspeln. Danach übergießt man das erhaltene Mus in einer bauchigen Flasche mit den beiden Ölen und verschließt den Behälter. Vor Licht geschützt an einem kühlen Ort drei Tage lang ziehen lassen. Danach die Masse durch einen Kaffeefilter geben und gut auspressen. Die Gewürznelke in einer Pfeffermühle zerreiben und zu dem Öl geben. Damit ist der konservierende Effekt erreicht. Das Öl gut durchschütteln und in eine braune Apothekerflasche füllen. Gut verkorken. Kühl und mit Lichtschutz aufbewahren. Der große Gehalt an Vitamin A macht Karottenöl zu einer erstklassigen Pflege angegriffener, schrundiger, rissiger Haut. Öl stets ganz dünn auftragen und einziehen lassen.

Pfefferminzöl

30 g Pfefferminzblüten
20 g Pfefferminzblätter
100 ml süßes Mandelöl
30 ml Reisöl

Pfefferminzblüten und -blätter miteinander gut vermischen und in einer bauchigen Glasflasche mit den Ölen übergießen. Verschlossen an einem dunklen, warmen Ort vier Tage lang ziehen lassen. Dann durch einen Kaffeefilter gießen, den Rückstand gut auspressen.

Es ergibt ein erfrischendes Öl, das man auch sparsam zu Cremes und Lotionen geben kann. Bei Kopfschmerzen die Schläfen damit bestreichen. Einige Tropfen im Badewasser wirken stärkend!

Orangenblütenöl

50 g Orangenblüten, getrocknet
100 ml süßes Mandelöl
30 ml Reisöl
3 Tropfen Pfefferminzöl

Orangenblüten, es dürfen auch offene Blüten sein, wenn die geschlossenen zu teuer sind, in eine bauchige Glasflasche schichten und mit Mandel- und Reisöl übergießen. Verschlossen an einem dunklen, warmen Ort vier Tage lang ziehen lassen. Dann durch einen Kaffeefilter gießen und den Blütenrückstand gut auspressen. Mit einer Pipette 3 Tropfen Pfefferminzöl zur Konservierung zusetzen. Verschlossen und kühl aufbewahrt, hält sich das Orangenblütenöl zumindest eine Woche lang.

Die entspannende Wirkung des Öles war

schon einer berühmten italienischen Prinzessin bekannt, die La Principessa Neroli hieß und viele Toilettegeheimnisse kannte. Nur ein Hauch des Öles genügt, um tagsüber eine erfrischende, stimulierende Gesichtsmassage auszuführen.

Zitronenöl

100 g Zitronenschale von naturbelassenen, ungespritzten Zitronen
80 ml Olivenöl
30 ml süßes Mandelöl
1 Messerspitze Muskatnuß, gerieben

Die vom weißen Häutchen befreite Zitronenschale ganz fein hacken oder durch den Mixer geben. Mit Oliven- und Mandelöl in einer bauchigen Glasflasche bedecken, 1 Messerspitze Muskatnuß überstäuben, verschließen und gut durchschütteln. Dieses mehrmals während der nächsten drei Tage wiederholen. An einem dunklen, warmen Ort ziehen lassen. Danach durch einen Kaffeefilter gießen, den Rückstand auspressen.

Durch den hohen Vitamingehalt und den antiseptischen Effekt ist dieses Öl zur Stimulierung unreiner Haut geeignet.

Hautkuren

Nichts wirkt so nachhaltig auffrischend, faltenglättend und allgemein ausgleichend wie eine Behandlung der Haut mit Masken und Kompressen. Eine andere wertvolle Methode, unsere Haut zu aktivieren, zu verjüngen, von allen Auflagerungen zu befreien, ist das Hautpeeling. Anstatt scharfer, chemischer Zutaten nehmen wir in der Naturkosmetik allerdings dafür feingemahlene, natürliche Schleifmittel, welche nicht nur schadlos für die Haut sind, sondern sie bei diesem Vorgang gleichzeitig mit wichtigen Substanzen, mit Vitaminen und Spurenelementen versorgen. Denn gerade beim Vorgang des »Abschleifens« toter Hautzellen ist es uns möglich, in die Tiefe zu dringen und der »hungrigen« Haut beste Nahrung einzuschleusen.
Andere wertvolle Maßnahmen zur Pflege unserer Körperhaut, die in heutiger Zeit als »Barriere zur Umwelt« gesehen werden sollte, sind Dampfbäder, Wickel und Packungen. So verschiedenartig ihre Anwendungen sein mögen, in einem Punkt ihrer Wirkung auf unseren Organismus sind sie sich alle gleich: Sie zwingen uns mitten im alltäglichen Streß zur Ruhe und zum Atemholen. In dieser Ruhe können unsere Hautzellen verstärkt schädlichen Abfall abtransportieren und sich mit Feuchtigkeit volltrinken, in der durch notwendige pflanzliche Zusätze fehlende Stoffe aufgelöst werden, so daß aus dem Soll das Haben wird.
Vor der normalen Alterung, welche auch die kostspieligste Kosmetik nicht verhindern kann, steht heute leider die Verarmung der Haut durch das Fehlen notwendiger Substanzen. Und diese drückt sich in dem Heer der Hautschäden und -leiden aus, dem wir uns gegenübersehen. Dieser Verarmung entgegenzusteuern ist erste Pflicht einer durchdachten Kosmetik, die sich der Schätze einer reichen Natur bedient.

Hautpeeling

Vor jeder anderen kosmetischen Behandlung muß nach der Hautdiagnose das Hautpeeling kommen. Nämlich die Entfernung abgestorbener Hautzellen und tiefsitzender Unreinheiten, welche es verhindern, daß lebensnotwendige Stoffe die Haut erreichen. Wenn die Hautporen verstopft sind, können sie ihre Nahrung nicht aufnehmen.

Mildes Pflanzenpeeling

20 g Agar-Agar
80 ml destilliertes Wasser
80 ml Rosenwasser
20 g Beinwellwurzel

Man rührt Agar-Agar mit dem erhitzten Wasser klümpchenfrei an und gießt Rosenwasser dazu. Nun dreht man die gehackte Beinwellwurzel durch eine Gewürzmühle (Pfeffermühle oder ähnliches, die am besten nur zu Kosmetikzwecken dient!) und mischt sie gleich in die Masse. Gut durchrühren. In Cremedosen füllen und kühl aufbewahren.
Jeweils eine kleine Menge auftragen, jedoch die Augenpartie auslassen und mit etwas Wasser in kreisenden Bewegungen Gesicht, Hals und Dekolleté durchmassieren. Danach mit viel lauwarmem Wasser das Peelinggelee entfernen. Die Haut wird rosig und frisch.

Quittenkernpeeling

25 g Quittenkerne
10 g Agar-Agar
100 ml Hamameliswasser

Quittenkerne in einer Gewürzmühle zerkleinern, mit Agar-Agar vermischen. Hamameliswasser im heißen Wasserbad erhitzen (jedoch nicht kochen!) und die Mischung

klümpchenfrei damit verrühren. In eine Cremedose gießen und kühl aufbewahren.
Auch von diesem Peeling jeweils kleine Portionen nehmen, mit Wasser in kleinen kreisenden Bewegungen damit massierend Gesicht, Hals und Dekolleté von Hautschuppen und Unreinheiten befreien.
Es ist ein schonendes Peeling, das auch von empfindlicher, allergischer Haut vertragen wird.

Honig-Orangen-Peeling

20 g Bienenhonig
20 ml süßes Mandelöl
30 g Doritin
70 g Orangenschale

Bienenhonig mit dem süßen Mandelöl verrühren und Doritin dazugeben. Die heiß gewaschene Orangenschale, die von allen weißen Häutchen befreit wurde, reibt man auf einer Metallreibe ab und läßt sie eine Nacht ausgebreitet trocknen. Danach wird sie in das Cremegemisch eingerührt.
Es ist ein feines, hautpflegendes, mildes Peeling, das speziell für die trockene Haut zusammengestellt wurde.

Mandelkleiefrottee

50 g süße Mandeln
30 g Seesand
20 ml süßes Mandelöl
50 g Doritin

Geschälte, süße Mandeln durch die Mandelmühle geben und zum Trocknen ausbreiten. Danach mischt man sie mit dem Seesand, rührt süßes Mandelöl und Doritin dazu.
Mandelkleiefrottee ist das natürliche, pflegende und schonende Peeling für die reife Haut!

Masken für verschiedene Hauttypen

Die fettige unreine Haut

Salbei-Klärmaske

20 g Salbeiblätter
40 g Hafermark
20 ml süßes Mandelöl
80 ml Rosenwasser

Salbeiblätter mit Hafermark mischen, süßes Mandelöl unterrühren und das im heißen Wasserbad erhitzte Rosenwasser im letzten Augenblick vor dem Auftragen dazugeben. Gut durchrühren.

Mit einem weichen Pinsel auf Gesicht, Hals und Dekolleté auftragen. Augenpartie aussparen! In bequemer Lage 20 Minuten entspannt einwirken lassen. Danach warm abwaschen.

Diese Maske wirkt ausgleichend auf die Talgdrüsen. Sie löst bei regelmäßiger Anwendung einmal in der Woche die Unreinheiten aus der Tiefe und stimmt die Haut um.

Kerbel-Aknemaske

30 g Kerbelblätter
10 g Agar-Agar
10 g Bienenhonig
80 ml destilliertes Wasser

Kerbelblätter mit Agar-Agar mischen, Bienenhonig dazurühren und das Gemisch mit dem heißen Wasser übergießen. Wieder umrühren.

Erst auftragen, wenn es nur noch lauwarm ist. 25 Minuten lang einwirken lassen. Reichlich lauwarmes Wasser zum Entfernen der Maske verwenden.

Es ist eine klärende und pflegende Maske, die gleichzeitig beruhigend auf die Talgdrüsen wirkt, so daß sich ihre überhöhte Produktion allmählich normalisiert.

Hefemaske

20 g Hefe
20 ml süße Sahne
10 g Bienenhonig

Hefe zerbröckeln, mit Sahne cremig rühren und Bienenhonig hinzufügen.

Die Maske auf das zuvor gut gereinigte Gesicht, den Hals und das Dekolleté auftragen und bei entspannter Körperlage 20 Minuten lang einwirken lassen. Augenpartie aussparen! Danach mit warmem Wasser abspülen.

Die hautreinigende, klärende und entfettende Wirkung der Hefe ist jahrhundertelang bekannt. In Verbindung mit den homogenen Fetten der Sahne und den Wirkstoffen des Bienenhonigs geht mit der Hautreinigung die tiefenwirksame Pflege Hand in Hand.

Sauerampfer-Heilmaske

30 g Sauerampferblätter, frisch gepflückt
100 ml destilliertes Wasser
30 g Mandelkleie ohne Seesand
20 g Agar-Agar

Sauerampferblätter mit dem kochenden Wasser überbrühen und auf einem Holzbrett mit einem spitzem Messer kleinhakken. Dann gibt man die Masse mit dem Saft zurück in eine Schüssel und verrührt sie mit Mandelkleie und Agar-Agar.

Noch warm trägt man die Maske auf Gesicht, Hals und Dekolleté auf und läßt sie 10 Minuten lang einwirken. Augenpartien aussparen! Danach mit lauwarmem Wasser abspülen.

Die blutreinigende Wirkung des Sauerampfers macht ihn zu einer guten Maskengrundlage. Er wirkt gleichzeitig entkrampfend und ausgleichend.

Die schlaffe, müde Haut

Rosenknospen-Stärkungsmaske

30 g Rosenknospen, getrocknet oder frisch
70 ml destilliertes Wasser
30 g feine Haferflocken
20 g Bienenhonig

Rosenknospen mit dem kochenden Wasser überbrühen und 10 Minuten lang ziehen lassen. Dann gießt man die Flüssigkeit durch ein Haarsieb und hackt die Rosenknospen mit einem spitzen Messer fein. Nun gibt man sie zu dem Wasser zurück, erwärmt beides zusammen, rührt die feinen Haferflocken und den Bienenhonig dazu.

Die cremige Masse trägt man auf die zuvor gereinigte Haut von Gesicht, Hals und Dekolleté auf und läßt sie 30 Minuten lang einwirken.

Augenpartie aussparen! Danach mit lauwarmen Wasser abwaschen.

Die in der Rose enthaltenen Stoffe wirken gegen Erschlaffung belebend, sie heilen auch Mitesser und Unreinheiten. Die Vitalstoffe des Bienenhonigs wirken zellerneuernd und aufbauend.

Majoran-Wirkungsmaske

20 g Majoran
60 ml Rosenwasser
40 ml destilliertes Wasser
20 ml süßes Mandelöl
20 g Agar-Agar

Majoran mit dem Rosen- und destillierten Wasser, die man im heißen Wasserbad erhitzt hat, übergießen und 15 Minuten ziehen lassen. Nicht abfiltern, sondern gleich das süße Mandelöl unterrühren. Nochmals im heißen Wasserbad erhitzen (nicht kochen!) und das Agar-Agar untermischen.

Noch warm auf Gesicht, Hals und Dekolleté auftragen. Augenpartie aussparen! 30 Minuten lang einwirken lassen. Mit lauwarmem Wasser abwaschen.

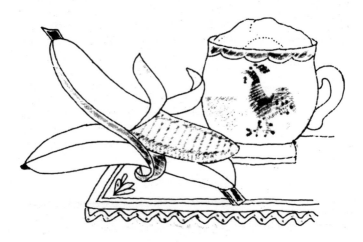

Süßholz-Bananen-Maske

20 g Süßholzwurzel-Pulver
30 ml Rosenwasser
½ Banane, sehr reif
1 Eigelb
20 g Bienenhonig

Süßholzwurzel-Pulver mit Rosenwasser cremig rühren, die fein zerdrückte Banane und ein Eigelb hinzugeben, zum Schluß den Bienenhonig unterrühren.

Auf die vorher gereinigte Haut von Gesicht, Hals und Dekolleté auftragen. Bei entspannter Körperlage 30 Minuten lang einziehen lassen. Diese Maske darf auch rund ums Auge gegeben werden, jedoch nur bis kurz vor den Wimpernrand. Danach mit warmem Wasser abwaschen.

Die wertvollen pflegenden Substanzen dieser Maske bringen reife Haut zum Aufblühen. Sie nähren und straffen die Haut, wenn sie kurmäßig zweimal wöchentlich über mehrere Monate hinweg angewendet werden.

Himbeer-Honig-Maske

100 g Himbeeren, frisch oder gefroren
20 g Bienenhonig
1 Eigelb
20 g Mandelkleie

Himbeeren fein zerdrücken, Bienenhonig, Eigelb sowie Mandelkleie hinzufügen und die Masse gleichmäßig über Gesicht, Hals und Dekolleté verteilen. 35 Minuten lang einwirken lassen. Danach mit lauwarmem Wasser abwaschen.

Dank ihres Gehaltes an Apfel- und Zitronensäure sowie Pektinen und Vitamin C hat die Himbeere besonders erfrischende Eigenschaften. Sie wirkt auch zusammenziehend. Diese Maske ist bei großen Hautporen sehr wirksam.

Zitronen-Effektmaske

1 Eiweiß
30 ml Zitronensaft
10 g Süßholzwurzel-Pulver

Das Eiweiß mit Zitronensaft steifschlagen. Dann vorsichtig das Süßholzwurzel-Pulver unterheben.

Diese geschmeidige Masse streicht man messerrückendick auf Gesicht, Hals und Dekolleté. Man läßt sie 10 Mintuen lang einwirken. Mit viei kaltem Wasser, ohne die Haut zu zerren und zu ziehen, abwaschen. Dies ist eine effektvolle Straffungsmaske, wenn man strahlend frisch und verjüngt aussehen will und nicht viel Zeit zur Vorbereitung hat. Mehr als einmal wöchentlich sollte man diese Maske jedoch nicht anwenden.

Efeu-Geleemaske

20 g Efeublätter
70 ml destilliertes Wasser
20 ml süßes Mandelöl
10 g Agar-Agar

Efeublätter mit dem kochenden Wasser überbrühen und das Gemisch erkalten lassen. Danach durch ein Haarsieb gießen und den Rückstand gut auspressen. Das süße Mandelöl dazurühren, und alles zusammen noch einmal erhitzen. Agar-Agar klümpchenfrei mit einem Löffel unterrühren.

Sobald die Masse zu gelieren beginnt, mit einem Pinsel auf Gesicht, Hals und Dekolleté streichen. Augenpartie aussparen! 20 Minuten einwirken lassen. Warm abwaschen.
Efeu wirkt stärkend und entspannend. Diese Maske eignet sich auch zur Anwendung bei »Orangenhaut«, Zellulitis.

Die trockene Haut

Allantoin-Feuchtmaske

20 g Beinwellwurzel
100 ml destilliertes Wasser
30 ml süßes Mandelöl
10 g Agar-Agar

Beinwellwurzel 3 Stunden lang im destillierten Wasser weichen lassen. Danach in einem emaillierten Topf 10 Mintuen lang bei mittlerer Hitze unter Rühren mit einem Holzlöffel kochen lassen. Vorsicht, daß der Sud nicht anbrennt! Die gelartige Masse erkalten lassen und durch ein Haarsieb geben, so daß der Rückstand gut ausgepreßt wird. Das süße Mandelöl unter die Masse geben und diese nochmals im heißen Wasserbad erwärmen, sofort Agar-Agar klümpchenfrei darunterrühren.

Messerrückendick auf die vorher gut gereinigte Haut von Gesicht, Hals und Dekolleté streichen (am besten mit einem Pinsel oder Holzspachtel!) und 20 Minuten lang einwirken lassen. Man darf die Masse bis zum Wimpernrand auftragen. Danach mit warmem Wasser abwaschen.

Diese durchfeuchtende und sehr pflegende Maske wirkt auch, dank des Beinwells, heilend. Sie ist völlig problemlos und wird auch von empfindlicher Haut gut vertragen.

Eibisch-Geleemaske

20 g Eibisch
100 ml destilliertes Wasser
20 ml süßes Mandelöl
10 g Agar-Agar

Man kocht den Eibisch unter ständigem Rühren mit einem Holzlöffel einige Minuten lang im destillierten Wasser und läßt die gelartige Masse dann abkühlen. Das Mandelöl einrühren. Im heißen Wasserbad nochmals erhitzen und das Agar-Agar klümpchenfrei untermischen. Die zarten Eibischblätter dürfen in der Maske bleiben, müssen also nicht filtriert werden.

Man kann diese Geleemaske warm oder kalt auftragen. Jedenfalls soll sie 25 Minuten lang einwirken und dann mit lauwarmem Wasser abgewaschen werden.

Eibisch ist vorzüglich zur Pflege trockener, spröder, auch empfindlicher Haut geeignet. Zusammen mit dem süßen Mandelöl ergibt sich eine pflegende Maske, welche bei kurmäßiger Anwendung, einmal wöchentlich über mehrere Monate hinweg, auch Falten mildern bzw. ihnen vorbeugen kann. Die Haut bekommt mehr Spannung, sie wirkt nach der Anwendung von innen heraus wieder frischer.

Apfel-Milch-Maske

1 säuerlicher Apfel
20 g Magermilchpulver
20 ml süßes Mandelöl
40 ml Rosenwasser
10 g Agar-Agar

Den geschälten Apfel auf einer Glasreibe pürieren und klümpchenfrei mit Magermilchpulver vermengen. Das Mandelöl hinzugeben. Das Rosenwasser im heißen Wasserbad erhitzen und Agar-Agar, ebenfalls ohne Klümpchen, darunterrühren. Beide Gemische zusammengeben.

Noch warm auf Gesicht, Hals und Dekolleté auftragen. 25 Minuten lang einwirken lassen. Danach mit warmem Wasser entfernen.

Die durchfeuchtenden Substanzen des Apfels und die mild pflegenden Stoffe der Milch wie des Öles pflegen die trockene Haut. Diese Maske ist auch für Mischhaut sehr gut geeignet.

Kompressen

Kalte und warme Kompressen wirken, je nach ihrer Zusammensetzung, hautklärend, entspannend, reinigend, beruhigend oder belebend. Die Anwendung ist ganz einfach: Man tränkt ein feines Mulltuch oder eine Kinderwindel in der betreffenden Flüssigkeit, drückt den Stoff etwas aus und legt ihn auf das vorher gereinigte Gesicht, wobei man die untere Nasen- und Mundpartie ausspart, damit man ungehindert atmen kann.

Nach Anwendung einer Kompresse sollte man für den Tag eine schützende Creme einklopfen. Abends, vor dem Schlafengehen, ist eine Kompresse zum Öffnen der Hautporen besonders sinnvoll, weil dann die nachfolgende Cremebehandlung wirklich in die Tiefe wirkt und sich die Haut nachhaltig in den Nachtstunden regenerieren und »auftanken« kann.

Erfrischungskompresse

20 g Dorstkraut
120 ml destilliertes Wasser
20 ml Zitronensaft, frisch gepreßt

Dorstkraut mit dem kochenden Wasser überbrühen und zugedeckt erkalten lassen. Danach durch ein Haarsieb filtrieren und den Rückstand auspressen. Den Zitronensaft dazugeben.

Die Kompresse wird kalt angewendet. Sie wirkt besonders erfrischend bei müder Haut. Den Hals nicht vergessen! Auch ein in der Lotion getränkter Wickel um den Hals tut sehr gute, straffende Dienste.

Gänseblümchenkompresse

30 g Gänseblümchenblüten
100 ml destilliertes Wasser
30 ml Hamameliswasser

Gänseblümchenblüten mit dem kochenden Wasser überbrühen und erkalten lassen. Danach abgießen und den Blütenrückstand mit einem Holzlöffel ausdrücken. Das Hamameliswasser mit dem Extrakt vermischen.

Gänseblümchenblüten enthalten ätherische Öle, Vitamin C, Apfel- und Weinsäure. Sie wirken deshalb sowohl belebend wie auch besänftigend und vermögen die Haut zu desinfizieren, sofern Unreinheiten und Entzündungen auftreten. Die Lösung eignet sich auch als Gurgelmittel bei Entzündungen in Mund und Rachen. Das Hamameliswasser kann dabei weggelassen werden.

Orangenblütenkompresse

30 g Orangenblüten, geschlossen
150 ml destilliertes Wasser
30 ml Orangenblütenwasser
50 ml Rosenwasser

Orangenblüten mit dem kochenden Wasser überbrühen und zugedeckt erkalten lassen. Danach durch ein Haarsieb filtern und den Blütenrückstand mit einem Holzlöffel auspressen. Orangenblüten- und Rosenwasser hinzufügen. In einer braunen Apothekerflasche aufbewahren.

Man kann diese Kompresse bei fettiger, großporiger Haut anwenden, jedoch auch als Lotion nach der abendlichen Reinigung, wobei man nur einen Wattebausch mit dem Wasser tränkt und damit Gesicht, Hals und Dekolleté sanft abreibt.

Petersilienwaschung

15 g Gartenpetersilie
120 ml destilliertes Wasser
20 g Bienenhonig

Petersilie feinhacken und im kochenden Wasser 10 Minuten lang ziehen lassen. Danach durch ein Haarsieb gießen und auspressen. Den Bienenhonig unterrühren.

Der erfrischende, Vitamin-C-reiche Petersiliensud wird durch die Zugabe des Bienenhonigs verfeinert. Der erfrischende, stärkende Effekt ergibt sich bei Verwendung als Kompresse, die zugleich antiseptisch und blutreinigend bei Entzündungen – Bindehautkatarrh oder Insektenstichen – wirkt.

Wallwurzlotion II

20 g Wallwurz
100 ml destilliertes Wasser
50 ml Orangenblütenwasser
20 ml Zitronensaft

Wallwurz mit dem kochenden Wasser überbrühen und 20 Minuten lang ziehen lassen. Danach durch einen Kaffeefilter gießen und den Rückstand mit einem Holzlöffel auspressen. Orangenblütenwasser und Zitronensaft beifügen und gut durchschütteln. Man bewahrt die Lotion in einer braunen Apothekerflasche kühl auf.

Zweimal wöchentlich bei trockener wie empfindlicher und feuchtigkeitsarmer Haut als Kompresse anwenden. Auch spröde Haut bessert sich rasch nach regelmäßiger Anwendung.

Dampfbäder

Ob Sie nur ein Gesichts- oder ein Körperdampfbad nehmen, wichtig sind ein paar goldene Regeln: Halten Sie Ihr Gesicht nicht zu dicht an den (noch kochendheißen) Dampf. Man kann sich in der Intensität des feuchten Dampfes täuschen!
Gehen Sie nach einem Dampfbad nicht sogleich hinaus bzw. in einen unterkühlten Raum. Sie müssen Ihren geöffneten Hautporen erst die Möglichkeit geben, sich wieder völlig zusammenzuziehen und sich somit auf den Temperaturunterschied einzustellen. Sonst ist die Folge eine tüchtige Erkältung.
Wenn Sie gezielt an einer Körperpartie ein Dampfbad nehmen wollen, so behelfen Sie sich mit einem Papiertrichter, den Sie einrollen. Das dünne Ende auf den Körperteil richten, die weite Öffnung auf den hohen Topf oder sonstigen Behälter, in dem sich die dampfende Flüssigkeit befindet.
Bei einem Gesichtsdampfbad breiten Sie ein Tuch über den Kopf, damit die Flüssigkeit nicht zu rasch abkühlt. Wer nicht zuviel Hitze am Kopf verträgt, sollte von Zeit zu Zeit das Tuch etwas heben. Dies gilt besonders für kreislaufschwache, sensible Personen.
Dampfbäder wirken stark durchblutend, reinigend, entzündungshemmend bis -beseitigend. Sie wirken direkt und intensiv. Die empfindliche Haut sollte zuvor mit einem guten Öl oder einer fetthaltigen Creme behandelt werden, damit sie bei der provozierten Ausdehnung nicht leidet.
Nasendampfbäder helfen rasch bei festsitzendem Schnupfen. Sie sind besser als Nasentropfen und abschwellende Medikamente.

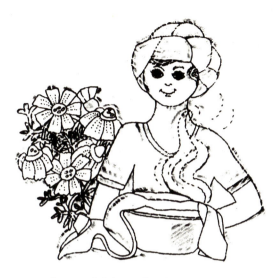

Lavendeldampfbad

30 g Lavendelblüten
800 ml Wasser

Getrocknete Lavendelblüten in einer Schüssel mit dem kochenden Wasser überbrühen. Man deckt sich ein Frotteehandtuch über den Kopf und hält das Gesicht über den Dampf. Vorsicht: Nicht zu tief hinunter! Augen beim Dampfbad geschlossen halten. Dauer von 10 Minuten nicht überschreiten. Danach die Hautporen mit einer kalten Blitzkompresse schließen. Erst nach 2 Stunden ins Freie gehen.

Andere geeignete Blüten für Dampfbäder sind: Kamille, Ringelblume, Holunder, Arnika, Melisse, Pfingstrose, Veilchen, Rosen, Rosmarin.

Wickel

Ein Wickel wirkt ausgezeichnet, zum Beispiel bei den gefürchteten »Jahresringen«, den tiefen Querfurchen um den Hals. Bei regelmäßiger Anwendung werden Falten und Furchen gemildert, Konturen gestrafft, Formen weitgehend wiederhergestellt.

Ölwickel für den Hals

30 ml Olivenöl
1 Mullbinde, elastisch
1 bunter Seidenschal

Olivenöl in einer Schale anwärmen und darin die Hälfte einer Mullbinde tränken.
Nun legt man die Mullbinde so um den Hals, daß der ölgetränkte Anfang auf die Haut kommt und man mit dem trockenen Teil endet. Darüber den bunten Seidenschal wikkeln. Der Ölwickel bleibt mindestens 2 Stunden am Hals, er kann auch eine ganze Nacht lang einwirken. Danach erfrischt man die Haut des Halses mit Blütenwasser oder einer sauren Lotion und trägt wie gewohnt Tages- oder Nachtcreme auf.

Bananenpackung

1 Banane, sehr reif
30 ml süßes Mandelöl
20 g Bienenhonig

Die Banane mit einer Gabel zerdrücken, süßes Mandelöl und Bienenhonig dazugeben und diese Masse so auf ein Mulltuch streichen, daß sie genau die vordere Halsfläche bedeckt. Mulltuch vorsichtig um den Hals wickeln, darauf eine elastische Binde geben und darüber ein buntes Seidentuch. Wieder sollte die nährende Packung mindestens 2 Stunden lang, wenn nicht länger, auf die Haut einwirken.

Packungen

Pfarrer Kneipp verwendete Packungen in Form von feuchtwarmen und kalten Auflagen, die er mit einem Tuch abdeckte.
Auch in der Kosmetik sind Packungen wieder modern geworden. Sie unterscheiden sich von Masken nur dadurch, daß man sie mit einem großen Papiertaschentuch oder einem Zellstoff, in das man Löcher für Nase und Mund schneidet, abdeckt.

Quarkpackung

50 g Quark
30 ml Sahne
20 g Bienenhonig

Die Zutaten cremig miteinander vermengen und die Masse auf die vorher gereinigte Haut von Gesicht, Hals und Dekolleté streichen. Ein Papiertaschentuch oder ein mit Löchern versehenes Stück Zellstoff darüberlegen und in entspannter Körperhaltung – am besten im Liegen – 20 Minuten lang einwirken lassen. Danach die Packung mit warmem Wasser abwaschen. Anschließend Gesicht, Hals und Dekolleté mit einer Lotion oder kaltem Wasser erfrischen.

Cremepackung

30 g Doritin
20 ml süßes Mandelöl
1 Eigelb
10 ml Zitronensaft

Die Zutaten miteinander vermengen und die cremige Masse messerrückendick auf die Haut von Gesicht, Hals und Dekolleté auftragen. Bei entspannter Körperhaltung 30 Minuten lang einwirken lassen und dann mit einem Papiertaschentuch abnehmen. Bei dieser Packung kann man sich die Zellstoffauflage ersparen, weil die Creme an sich schon luftundurchlässig genug ist.

Blütenpollenpackung

20 g Blütenpollen
30 g Mandelkleie
20 g Bienenhonig
20 ml süßes Mandelöl
20 ml Hamameliswasser

Die Zutaten gut miteinander vermischen, so daß eine cremige Masse entsteht.
Diese wird messerrückendick auf die Haut von Gesicht, Hals und Dekolleté gestrichen. Man läßt sie mindestens 1 Stunde lang einwirken. Danach wäscht man die Packung mit lauwarmem Wasser ab.
Blütenpollen eignen sich infolge ihres reichen Gehaltes an Vitalstoffen, Vitaminen, Mineralien, Eiweiß und hormonartigen Substanzen sehr gut für kosmetische Zwecke. Man kann Blütenpollen auch durch eine Mandel-, Getreide- oder Pfeffermühle mahlen (letztere dann nur für Kosmetik benutzen!), um das Einarbeiten in die cremige Masse zu erleichtern. Da sie sich jedoch unter Zusatz von Flüssigkeiten auflösen, ist dieses nicht unbedingt erforderlich.

Venenpackung

150 g Roßkastanien, geschält
30 g Schachtelhalm
20 g Efeublätter
300 ml Wasser
20 g Agar-Agar

Die geschälten Roßkastanien in einer Mandelmühle mahlen. Den Schachtelhalm mit den Efeublättern vermischen und mit dem kochenden Wasser übergießen. Zugedeckt erkalten lassen. Durch ein Haarsieb gießen, den Pflanzenrückstand mit einer Holzkelle gut auspressen.
Nochmals erhitzen (nicht kochen!) und Agar-Agar klümpchenfrei unterrühren. Noch warm mit dem Roßkastanienmehl vermischen. Erkalten lassen.
Auf zwei Leinenhandtücher streichen und fest um die Unter- bzw. Oberschenkel wik-

keln. Darüber mit elastischen Binden befestigen. Eine Nacht lang einwirken lassen.
Die tonisierende Wirkung auf Krampfadern und ausgeweitete Venenwände ist sehr gut. Wenn man diese Paste regelmäßig auf »Besenreiser« streicht, können sich diese mit der Zeit noch zurückbilden.

Weizenmehlpackung Nofretete

40 g Weizenmehl
30 ml Sahne
20 g Bienenhonig
20 ml süßes Mandelöl

Aus den Zutaten mit einem Holzlöffel einen cremigen Aufstrich anrühren und ihn 30 Minuten lang aufquellen lassen. Danach nochmals durcharbeiten.
Auf die zuvor gereinigte Haut von Gesicht, Hals und Dekolleté streichen. Man kann die Masse kalt oder auch im heißen Wasserbad erwärmt verwenden. Der Brei darf bis zum Wimpernrand hinaufgestrichen werden. 20 Minuten lang bei entspannter Körperlage einwirken lassen. Dann mit warmem Wasser abspülen.
Wie die Historie berichtet, hat sich die sagenhaft schöne ägyptische Königin Nofretete diesen Brei immer wieder aufstreichen lassen, um ihre Schönheit zu erhalten. Sicher ist, daß die Packung nährend, beruhigend und faltenmildernd wirkt.

Antifalten-Wachspackung

30 g Lanettewachs SX
70 ml Rosenwasser
10 ml süßes Mandelöl

Das Lanettewachs in einem emaillierten Topf bei kleiner Flamme schmelzen, Rosenwasser und süßes Mandelöl hinzugeben, die Masse noch warm auf ein weißes Leinentuch streichen, das auf Gesichtsgröße zurechtgeschnitten und mit Löchern für Mund und Nase versehen wurde.
Nun preßt man das Wachstüchlein fest ge-

gen das Gesicht oder den Hals und läßt es dort mindestens 1 Stunde lang einwirken. Die Haut muß vorher ganz entspannt sein, damit die faltenglättende Wirkung eintreten kann.

Man kann das Wachstuch auch abends auflegen und die Masse über Nacht einwirken lassen. Wer nur Stirnfalten behandeln möchte, legt das Tuch quer über die Stirn, mit der Wachsseite zur Haut hin, und befestigt es, damit es nicht verrutscht.

Rund ums Auge

Die empfindlichen Gewebe rund ums Auge erfordern eine ganz spezielle Pflege. Besonders ab dem vierten Lebensjahrzehnt, meist aber schon wesentlich früher, kommt man mit dem einfachen Eincremen dieser Lidpartien nicht mehr aus. Einerseits nehmen die winzigen Fältchen und Runzeln zu, andererseits erscheint das Gewebe dort morgens aufgequollen und reagiert allergisch auf stark parfümierte, sehr fettige, schwere Cremes. Aus diesem Grunde empfiehlt es sich, für die Augenumgebung leichte, intensiv pflegende, jedoch nicht reizende, duftlose Öle und Cremes zu verwenden – und vor allem natürliche Kosmetika. Die Hautärzte warnen immer wieder davor, unbekannte Inhaltsstoffe mit den Augen und den sie umgebenden Schleimhäuten in Verbindung zu bringen, da Allergien und langwierige Entzündungen die Folge sein könnten.

Augentrostcreme

10 g Augentrostblätter
100 ml destilliertes Wasser
40 g Lanettewachs SX

Augentrost mit dem kochenden Wasser übergießen und zugedeckt erkalten lassen. Danach durch einen Kaffeefilter gießen und den Rückstand gut auspressen. Lanettewachs in einem emaillierten Topf unter Rühren mit einem Holzlöffel schmelzen und das Augentrostwasser, das man im heißen Wasserbad nochmals etwas erwärmt hat, in die noch warme Fettschmelze geben. Bis zum Erkalten weiterrühren. In ein Glastöpfchen füllen und gut verschlossen zimmerwarm aufbewahren.

Immer nur einen Hauch dieser zarten Pflegecreme auf Ober- und Unterlid verteilen, dabei die empfindliche Haut weder zerren noch klopfen. Nur sanft andrücken!

Zartes Augenliquid

15 g Ysopblätter
70 ml destilliertes Wasser
30 ml Rosenwasser
30 g Lanettewachs SX
10 ml Reisöl

Ysopblätter mit dem kochenden Wasser übergießen und noch warm durch einen Kaffeefilter geben. Mit dem Rosenwasser vermischen. Das Lanettewachs in einem emaillierten Topf bei ständigem Rühren mit einem Holzlöffel bei mittlerer Flamme schmelzen. Vom Feuer nehmen und das Reisöl untermischen. Die Rosenwasser-Ysopblättermischung nochmals im heißen Wasserbad erwärmen und langsam unter die Fettschmelze geben. Bis zum völligen Erkalten rühren.

Ysop ist aufgrund seiner wundenheilenden und lösenden Eigenschaften gut geeignet zur Pflege der Augenumgebung.

Dieses zarte Liquid wird sanft auf Ober- und Unterlid getupft und pflegt auf reizlose Art optimal.

Augenpflegecreme II

20 g Weinrebenblätter
100 ml destilliertes Wasser
30 ml Rosenwasser
30 g Lanettewachs SX
20 ml Reisöl

Weinrebenblätter mit dem kochenden Wasser überbrühen und noch warm durch einen Kaffeefilter gießen. Mit Rosenwasser vermischen. Lanettewachs in einem emaillierten Topf unter Rühren mit einem Holzlöffel schmelzen und langsam das Reisöl dazugeben. Den Weinrebenblättersud im heißen Wasserbad nochmals erwärmen und langsam unter die Fettschmelze geben.

Fast vergessen sind die guten entzündungshemmenden, erfrischenden Eigenschaften der Weinrebenblätter in der Kosmetik. Es ist höchste Zeit, sie wieder ins Gedächtnis zu rufen. Diese sehr milde, natürliche Creme kann auch bei allergischen Entzündungen der Augenlider angewendet werden, es sei denn, der Arzt würde es ausdrücklich verbieten.

Wegerich-Augencreme

20 g Großer-Wegerich-Blätter
100 ml destilliertes Wasser
30 ml Rosenwasser
20 g Bienenhonig
30 g Lanettewachs SX
20 ml Reisöl

Wegerichblätter mit dem kochenden Wasser überbrühen und noch warm durch einen Kaffeefilter geben. Die Flüssigkeit mit Rosenwasser und Bienenhonig mischen. Lanettewachs in einem emaillierten Topf unter Rühren mit einem Holzlöffel auf mittlerer Flamme schmelzen. Vom Feuer nehmen und sogleich das Reisöl einrühren. Im heißen Wasserbad den Sud nochmals erwärmen (nicht kochen!) und gleich unter die Fettschmelze mischen. Gut verschlossen und kühl aufbewahren.

Vom Großen Wegerich weiß man, daß er dank seiner antiseptischen Wirkung vorzüglich für die Augenpflege geeignet ist. Mit dieser unparfümierten, natürlichen Creme können Sie auch die Augenumgebung pflegen, die zu Schwellungen, Reizungen und Rötungen neigt.

Petersilienöl

20 g Petersilie, frisch gepflückt
80 ml Reisöl
20 ml Weizenkeimöl

Petersilie ganz feinhacken und in eine bauchige Glasflasche geben. Das Reisöl übergießen. Gut verschließen und vier Tage lang an einem dunklen, warmen Ort ziehen lassen. Zwischendurch durchschütteln. Danach durch ein weißes Leinentuch abgießen und den Pflanzenrückstand gut auspressen. Mit dem Weizenkeimöl vermischen. In braunem Apothekerfläschchen verschlossen kühl aufbewahren.

Unter den vielen guten Eigenschaften der Petersilie ist gerade die für die Behandlung der Augenumgebung wichtig, welche entschwellend und entzündungshemmend wirkt.

Das leichte Öl wird nur auf die Augenumgebung getupft. Es zieht sofort ein und belastet die zarten Gewebe nicht. Es ist auch bei Schwellungen sehr gut geeignet.

Kamillengelee

20 g Kleine-Kamille-Blüten
100 ml destilliertes Wasser
50 ml Hamameliswasser
20 g Agar-Agar

Die Kleine-Kamille-Blüten mit dem kochenden Wasser überbrühen und noch warm durch ein Haarsieb filtern. Nach dem Erkalten das Hamameliswasser untermischen. Etwas von der Flüssigkeit abnehmen, im heißen Wasserbad erwärmen, das Agar-Agar klümpchenfrei darin anrühren und dem Ganzen beifügen. Nochmals gut durchrühren. In Glasbehälter füllen.

Jeweils eine kleine Quantität zum Betupfen der Augenumgebung nehmen.

Das Gelee ist eine kühlende, lindernde Substanz, die auch entzündete Lider nicht irritiert.

Lidkonturengel

10 g Efeublätter
10 g Schachtelhalm
10 g Kleine-Kamille-Blüten
100 ml destilliertes Wasser
20 g Quittenkerne
40 ml Rosenwasser
20 g Agar-Agar

Efeublätter mit Schachtelhalm und Kleine-Kamille-Blüten vermengen und mit dem kochenden Wasser übergießen. Zugedeckt erkalten lassen und durchfiltern. Quittenkerne in einem kleinen Schälchen mit dem im heißen Wasserbad erhitzten (jedoch nicht gekochten!) Rosenwasser übergießen und 3 Stunden lang stehen lassen. Durch ein Haarsieb gießen, den Kernrückstand auspressen. Mit Agar-Agar klümpchenfrei verrühren. Den Tee nochmals erhitzen und alles zusammenrühren. Nach dem Erkalten in Porzellantöpfe gießen und gut verschließen. Dieses hochwirksame Gel zart tupfend auf den Augenlidern verteilen.

Man kann damit auch Schwellungen bekämpfen, indem man etwas mehr auf den Lidern verteilt und mit sanftem Druck vom inneren Augenwinkel nach außen zur Schläfe hin streicht.

Festigungsgel

20 g Efeublätter
20 g Rosenknospen, frisch oder getrocknet
10 g Kornblumen, frisch oder getrocknet
100 ml destilliertes Wasser
10 g Leinsamen, ganz
30 ml Rosenwasser

Efeublätter, Rosenknospen und Kornblumen mit dem kochenden Wasser überbrühen und 2 Stunden lang ziehen lassen. Danach durch ein Haarsieb gießen und gut auspressen. Die ganzen Leinsamen in einem kleinen Schälchen mit dem im heißen Wasserbad erhitzten (jedoch nicht gekochten!) Rosenwasser übergießen und 2 Stunden lang weichen lassen. Danach durch ein Haarsieb gießen und mit einem Holzlöffel den Leinsamenrückstand auspressen. Mit dem Efeublättertee vermischen, gut durchrühren. In braune Apothekerfläschchen füllen, verschließen. Kühl aufbewahren.

Morgens und abends nach der Gesichtsreinigung das Festigungsgel auf die Augenlider tupfen. Danach die übliche Creme auftragen.

Das milde, flüssige Gel stärkt die empfindliche Augenpartie und gibt ihr Festigkeit. Bei stärkeren Schwellungen kann man auch zwei Wattebäusche damit tränken und diese auf die geschlossenen Lider legen.

Rosen-Augengel

20 g Rosenknospen, frisch oder getrocknet
60 ml destilliertes Wasser
30 ml Rosenwasser
10 g Leinsamen, ganz
30 ml Hamameliswasser
10 g Agar-Agar

Rosenknospen in einer Porzellanschale mit dem kochenden, destillierten Wasser überbrühen und 2 Stunden lang ziehen lassen. Danach durch ein Haarsieb gießen und den Blütenrückstand fest auspressen. Das Rosenwasser im heißen Wasserbad erhitzen (nicht kochen!) und über die ganzen Leinsamen gießen. 2 Stunden lang ziehen lassen, danach das Gel durch ein Haarsieb gießen und mit einem Holzlöffel auspressen. Das Hamameliswasser im heißen Wasserbad mäßig erwärmen, Agar-Agar klümpchenfrei einrühren. Alle Zutaten zusammengießen und gut durchrühren. In einem Porzellangefäß gut verschlossen aufbewahren.

Es ist ein pflegendes, mildes Gel, speziell für alle, die in ihrer Augenumgebung keine Creme vertragen. Die lindernde Wirkung der Rose auf Entzündungen macht sie zu einem hervorragenden Pflegemittel auch für die Augenlider. Die Schleimstoffe des Leinsamens und des Algenpulvers Agar-Agar wirken beruhigend und pflegend. Die enthaltene Feuchtigkeit mildert Falten und Runzeln, gibt dem Gewebe Elastizität.

Auflagen und Lotionen — Kompressen

Bibernellekompresse

20 g Bibernelle
100 ml destilliertes Wasser

Bibernelle mit dem kochenden, destillierten Wasser überbrühen und 20 Minuten lang ziehen lassen. Danach durch ein Haarsieb gießen und den Pflanzenrückstand fest auspressen.

Dank ihrer heilenden, zusammenziehenden

Eigenschaften ist die Bibernelle vorzüglich für Augenkompressen geeignet. Man tränkt zwei Wattebäusche in Bibernellentee, drückt sie etwas aus und legt sie auf die Augenlider. Darüber deckt man ein Tuch. Wenn die Wattebäusche getrocknet sind, werden sie erneut angefeuchtet und auf die Lider gelegt. Nach der Anwendung sollte man etwas leichte Creme einklopfen.

Bockshornkleeauflage

20 g Bockshornkleesamen
150 ml destilliertes Wasser
40 ml Rosenwasser

Bockshornkleesamen durch die Gewürzmühle geben, so daß ein Pulver entsteht; mit dem kochenden Wasser überbrühen und zugedeckt erkalten lassen. Danach durch ein Haarsieb filtern und den Pulverrückstand auspressen. Mit dem Rosenwasser vermischen. In einer braunen Apothekerflasche verschlossen kühl aufbewahren.

Man tränkt zwei Wattebäusche in dieser Lotion und legt sie auf die geschlossenen Lider. Darüber gibt man ein dunkles Tuch, so daß die Augen ruhen können. Sehr zu empfehlen ist die Auflage bei Lid- bzw. Augenentzündungen und geschwollenen Lidern, die von Überanstrengung und Lichtscheu herrühren.

Ysopauflage

20 g Ysopblüten
150 ml destilliertes Wasser
50 ml Hamameliswasser

Ysopblüten mit dem kochenden Wasser überbrühen und zugedeckt erkalten lassen. Danach nochmals kurz aufkochen lassen. Gleich durch ein Haarsieb gießen und den Blütenrückstand gut auspressen. Das Hamameliswasser beifügen und alles gut durchschütteln. In einem braunen Apothekerfläschchen verschlossen aufbewahren.

Lidschwellungen durch Überanstrengung der Augen sowie Lidrötungen sprechen gut auf eine Behandlung durch Ysopauflagen an.
Man tränkt zwei Wattebäusche in der Lotion und legt sie auf die geschlossenen Lider. Mit einem Tuch abdecken und entspannt 10 Minuten lang einwirken lassen. Diese Auflage immer wieder vornehmen, bis die Erscheinungen an den Augenlidern abklingen. Vorsicht! Lidschwellungen können auch auf innere Leiden hinweisen. Bei längerer Dauer unbedingt den Arzt aufsuchen.

Fenchellotion

15 g Fenchelsamen
80 ml destilliertes Wasser
20 ml Alkohol, 45 %
100 ml Hamameliswasser

Fenchelsamen mit dem kochenden Wasser überbrühen. Zugedeckt erkalten lassen. Durch ein Haarsieb geben. Mit Alkohol und Hamameliswasser mischen. In einer braunen Apothekerflasche verschlossen kühl aufbewahren.
Bei müden Augen und Lidschwellungen tränkt man zwei Wattebäusche in dieser Lotion und legt sie auf die geschlossenen Augen.
Die Lotion ist auch bei Lidschwellungen und Überanstrengung wirksam. Die antiseptische, klärende und mildernde Wirkung des Fenchels macht sich rasch bemerkbar.

Die Mund- und Zahnpflege

Erschreckend weisen aktuelle Statistiken darauf hin, daß nur etwa 70 Prozent aller Menschen heute eine Zahnbürste besitzen. Nur 58 Prozent benutzen sie regelmäßig. Nur 62 Prozent bedienen sich regelmäßig eines Mundwassers. Und nur 46 Prozent suchen alle sechs Monate den Zahnarzt auf, um ihre Zähne nachsehen zu lassen.
Mund- und Zahnpflege ist aber unbedingt notwendig, um einerseits unsere Zähne gesund und kräftig zu erhalten, sie vor Karies und Parodontose zu schützen, dem gefürchteten Zahnfleischschwund. Andererseits aber auch, um den ganzen Körper gesund zu erhalten. Kranke Zähne sind ein Herd, der Bakterien in den gesamten Organismus streuen kann. Viele ernste Leiden gehen auf einen befallenen Zahn zurück.
Die Natur gibt uns viele Möglichkeiten, unser Zahnfleisch straff, unsere Zähne gesund und fest zu erhalten.
Wer möchte, kann sich sein Zahnpulver aus Kräutern selber herstellen, sein Mundwasser selber zubereiten.
Man kann heute Zahnpasta mit Apfelgeschmack kaufen! Aber dieser Apfelgeschmack täuscht: Er stammt aus der Retorte des Chemikers. Wer einen Apfel schmecken möchte, sollte ihn morgens und abends vor der Zahnreinigung als »natürliche Zahnbürste« genießen.

Tormentillzahnpulver

40 g Tormentillwurzel
10 g Meersalz

Tormentillwurzel, die man durch die Gewürzmühle zu Pulver zerkleinert hat, mit Meersalz vermengen und beides in einem Porzellanschälchen aufbewahren. Zum Zähneputzen etwas davon auf die angefeuchtete Zahnbürste streuen und von Rot nach Weiß, nämlich vom Zahnfleisch zum Zahn, bürsten. Tormentill hat zusammenziehende und reinigende Wirkung.

Pfefferminz-Orangen-Pulver

30 g Pfefferminzblätter, getrocknet
40 g Orangenschale, naturbelassen
10 g Meersalz

Getrocknete Pfefferminzblätter zwischen den Fingern sehr fein reiben. Eine naturbelassene, dickschalige Orange heiß abwaschen und gut trocknen. Danach auf einer Glasreibe rundherum abreiben, bis auf die weiße Innenschale. Man breitet die abgeriebene Orangenschale auf einem Schälchen aus und läßt sie eine Nacht lang trocknen. Danach mischt man alle Zutaten gut miteinander und hebt sie in einer Glas- oder Porzellandose mit Deckel auf.

Man streut jeweils eine kleine Quantität auf die nasse Zahnbürste und reinigt damit die Zähne intensiv innen und außen. Die erfrischende, antiseptische und zusammenziehende Wirkung zeigt sich zuerst beim Zahnfleisch, das wieder fest wird. Selbst bei beginnender Parodontose, wenn das Zahnfleisch leicht blutet oder sich zurückzieht, hilft eine regelmäßige Pflege mit diesem natürlichen Zahnpulver.

Thymiangurgelwasser

30 g Thymianblätter, getrocknet
180 ml destilliertes Wasser

Thymian mit dem kochenden, destillierten Wasser übergießen und zugedeckt zwei Tage lang an einem dunklen, warmen Ort ziehen lassen. Danach abfiltern und in einer braunen Apothekerflasche verschlossen aufbewahren.

Morgens und abends einen Eßlöffel dieses Gurgelwassers auf ein Glas Wasser geben und damit Mund und Rachen kräftig spülen.

Auch durch die Zahnzwischenräume pressen, damit alle Rückstände der Nahrung entfernt werden.

Die antiseptischen, zusammenziehenden Substanzen des Thymians lassen Entzündungen rasch abklingen und beugen Zahnfleischschwund wirksam vor.

Anti-Kariespulver

40 g Ackerschachtelhalm, getrocknet
20 g Zitronenschale, naturbelassen
15 g Meersalz

Getrockneten Ackerschachtelhalm zu Pulver stoßen, am besten in einem Mörser oder indem man ihn in ein sauberes Leinentuch schlägt und mit dem Nudelbrett mehrmals darüberfährt.

Die Schale einer naturbelassenen Zitrone heiß abwaschen, trocknen und auf einer Glasreibe feinreiben. In einem Schälchen ausbreiten und mehrere Stunden lang trocknen lassen. Alle Zutaten miteinander mischen und gut durchschütteln. In einem Glas- oder Porzellanbehälter verschlossen aufbewahren.

Etwas davon auf die angefeuchtete Fingerspitze des Zeigefingers geben und damit kräftig Zahnfleisch und Zähne kreisend massieren. Immer wieder in Kreisen, am Zahnfleisch beginnend, die Hinter- und Vorderseite der Zähne behandeln. Nicht ausspülen, sondern einige Minuten lang einwirken lassen.

Aniswasser Kleopatra

30 g Anissamen
80 ml destilliertes Wasser
50 ml Rosenwasser
40 ml Alkohol, 45 %

Anissamen mit dem kochenden Wasser überbrühen. Zugedeckt erkalten lassen. Durch einen Kaffeefilter geben und den Samenrückstand auspressen. Rosenwasser sowie Alkohol zugeben und gut durchschütteln. In einer braunen Apothekerflasche aufbewahren.

Man gibt einen Schuß hiervon in ein Glas Wasser und gurgelt damit gründlich. Das Wasser ist auch zur Erfrischung des Atems nach dem Genuß stark riechender Gewürze wie Knoblauch, Zwiebeln etc. geeignet.

Pfefferminzzahnseide

10 ml Pfefferminzöl
10 g Lanettewachs SX
1 Rolle weißes Garn, feste Qualität
1 leere Garnrolle

In einem emaillierten Topf Pfefferminzöl und Lanettewachs unter Rühren mit einem Holzlöffel auf kleinem Feuer rasch zusammenschmelzen. Vom Herd nehmen und noch warm auf einen flachen Teller oder auf eine Platte gießen. Nun rasch, solange das Wachs noch geschmeidig ist, das Garn durch das Wachs ziehen und von einer Rolle auf die andere wickeln. Man kann das Wachs, solange es noch heiß ist, in eine schmale Kerzenform gießen, stürzen und den Faden durch die Kerze ziehen. Den gewachsten Faden auf die leere Garnrolle wickeln.

Nach jeder Mahlzeit mit einem um beide Zeigefinger gewickelten Stück Wachsfaden die Zahnzwischenräume reinigen. Man lasse sich durch anfängliches Bluten des Zahnfleisches nicht beirren. Diese Zahnreinigung ist der optimale Schutz vor Karies!

Die Haarpflege

Wenn man der chemischen Kosmetikindustrie glaubt, darf man die Haare so oft waschen, wie es einem gefällt. Denn die auf dem Markt erhältlichen Shampoos sind (angeblich) »schonend«, sie pflegen die Haare und geben ihnen Glanz, Elastizität, Gesundheit. Fachärzte sind da anderer Meinung, und sie behaupten, daß die in Haarshampoos enthaltenen »Schaumspender« »aggressive Wirkstoffe« seien, die »weder Haut noch Haar besonders schonend behandeln«. So nennen jedenfalls die Autoren des neuen Buches »Zeitbombe Chemie« (a.a.O.) die Dinge beim Namen. Die Autoren zeigen weiter auf, daß beim Zusammentreffen chemischer Substanzen in Haarshampoos »krebserregende« Stoffe entstehen können, die zwar »den Kosmetika nicht absichtlich beigemengt werden, doch«, so heißt es weiter, »ihr Entstehen kann, wenn verschiedene äußere Bedingungen zusammentreffen, auch nicht verhindert werden . . .«.
Es hat also konkrete Gründe, wenn mehr und mehr Konsumenten sich der Natur und deren vielfältigen Möglichkeiten zur Pflege und Erhaltung ihrer Gesundheit zuwenden.
Und das betrifft zum nicht geringen Teil die Pflege unserer Haare. Denn man vergißt nur allzu leicht, daß chemische Substanzen bei der Haarwäsche und -pflege, beim Tönen und Färben auch mit dem Haarboden, mit der Haut, in Berührung kommen, über die schädliche, ja giftige Substanzen ohne weiteres in den Organismus wandern können.
Daß außerdem die stark schaumspendenden Zusätze in den Shampoos aber die Haare und den Haarboden extrem stark austrocknen und entfetten, ist außer Zweifel. Es gibt Hautärzte, welche voraussagen, daß Haarverlust die Folge häufigen Haarewaschens sein wird! Wer allergisch ist, klagt außerdem nach der Benutzung gewisser

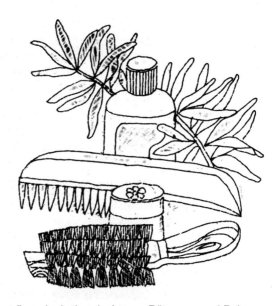

Shampoos über tränende, juckende Augen, Rötungen und Reizungen, abgesehen von hartnäckigen Ekzemen. Es wird also höchste Zeit, daß wir lernen, wie überflüssig »üppiger Schaum« beim Haarewaschen ist. Ja, im Gegenteil, daß üppiger Schaum immer auch mit dem Vorhandensein abträglicher Stoffe verbunden sein wird. Und daß die Reinigung der Kopfhaut und Haare auf natürlicher Basis mit Pflanzen, Blüten, naturbelassenen Substanzen weniger Probleme schafft, weniger Schäden an Haar und Kopfhaut bringt

Shampoos

Haarshampoo Katharina de Medici

2 Eigelb
30 ml Cognac
1 Schuß Apfelessig

Eigelb und Cognac mit einer Holzkelle (kein Metall!) verrühren. Die Menge in zwei Portionen teilen.
Haarboden und Haare mit warmem Wasser befeuchten, erste Portion verteilen, kräftig durchmassieren, bis in die Haarspitzen verteilen und mit warmem Wasser ausspülen.

Zweite Portion bis in die Haarspitzen hinein verteilen, die Kopfhaut kräftig durchmassieren, dann so lange ausspülen, bis die Haare völlig sauber sind und das Spülwasser klar bleibt. Danach einen Schuß Apfelessig in eine Kanne mit warmem Spülwasser geben und damit die Haare übergießen. Das zieht die aufgequollenen Haarschäfte zusammen und gibt einen schönen Glanz.

Pflegende Hennawäsche

1 Paket Henna, pflegend
20 ml frische Milch
1 Eigelb

Nichtfärbendes Henna mit Milch und Eigelb vermengen.
Die Masse auf Haare und Haarboden auftragen. 20 Minuten lang einwirken lassen. Danach so lange gut ausspülen, bis das Spülwasser klar bleibt.
Das indische Pflanzenmittel des Hennastrauches verhilft dem Haar zu Schönheit und gibt ihm neue Festigkeit. Henna ist auch als Farbe erhältlich.

Beinwellshampoo

20 g Beinwellwurzel, gehackt
100 ml destilliertes Wasser
2 Eigelb
20 ml Alkohol, 50 %

Beinwellwurzel mit dem destillierten Wasser übergießen und 3 Stunden lang weichen lassen. Danach in einem emaillierten Topf, mit einem Holzlöffel rührend, dreimal aufkochen lassen. Zugedeckt erkalten lassen und durch ein Haarsieb filtern. Die beiden Eigelb und den Alkohol unterrühren.
Haare und Haarboden mit warmem Wasser befeuchten. Das Beinwellshampoo zur Hälfte darauf verteilen, kurz einwirken lassen, kräftig durchmassieren, die Haare bis in die Spitzen zwischen beiden Handflächen rubbeln. Danach sehr gut ausspülen und den Rest auftragen, denselben Vorgang

wiederholen und so lange mit warmem Wasser spülen, bis dieses klar bleibt. Zuletzt kurz kalt durchspülen, damit sich die geöffneten Poren wieder schließen. Danach die Haare möglichst lufttrocknen. Die heiße Luft des Föhns oder der Trockenhaube nimmt dem Haar nötiges Fett und läßt Haarspliß entstehen.

Weizenkeim-Honig-Shampoo

20 ml Weizenkeimöl
20 g Bienenhonig
100 g Seifenflocken
20 ml Alkohol, 50 %

Weizenkeimöl mit dem Bienenhonig verrühren, Seifenflocken und zum Schluß Alkohol dazugeben. In einer bauchigen Flasche mit Verschluß nochmals sehr gut durchschütteln.

Für die Haarwäsche erst eine Portion in die hohle Hand nehmen, wenn das Haar mit warmem Wasser angefeuchtet ist. Zweimal durchwaschen, danach spülen, bis das Wasser klar bleibt.

Dieses Shampoo ist eine hervorragende Haarpflege, Reinigung und Pflege zugleich, durch die Vitamin-A-haltigen Substanzen des Weizenkeimes und die vitalisierenden Wirkstoffe des Bienenhonigs.

Rosmarinshampoo

20 g Rosmarin
80 ml destilliertes Wasser
40 ml Rosenwasser
15 ml Glyzerin
20 ml Rum

Rosmarin mit dem kochenden, destillierten Wasser überbrühen und zugedeckt erkalten lassen. Danach durchfiltern. Mit Rosenwasser, Glyzerin und Rum vermischen. In einer bauchigen Flasche verschlossen aufheben.

Das Saponin im Rosmarin, eine organische seifenartige Verbindung, die ätherischen Öle und die Gerbsäure stärken und reinigen Haare und Haarboden. Rum wurde schon früher gern zur Haarpflege verwendet. Seine

Nützlichkeit für diesen Zweck geriet zu Unrecht in Vergessenheit.

Trocken-Haarshampoo

100 g Veilchenwurzelpulver
25 g Kieselsäure, pulverisiert
25 g Rosenknospen, getrocknet

Veilchenwurzelpulver und pulverisierte Kieselsäure zusammengeben. Die getrockneten Rosenknospen in einen Leinenbeutel legen und mehrmals mit dem Nudelholz fest darüberrollen. Nun mischt man die Pulver miteinander gut durch.

Dieses gutriechende Haarshampoo stäuben Sie leicht über Ihr Haar, sobald es fettig ist, Ihnen aber die Zeit für eine nasse Haarwäsche fehlt. Lassen Sie das Trockenshampoo etwas einwirken, und bürsten Sie es dann heraus, indem sie den Kopf nach vorn neigen und, vom Nacken aufsteigend, mit Bürstenstrichen von vorn nach hinten, seitlich zur anderen Seite arbeiten. Sie werden erstaunt sein, wie frisch und duftig Ihre Haare nach dieser Anwendung wieder sind. Und im Gegensatz zu gekauften Trockenshampoos wissen Sie hier genau, welche wertvollen pflanzlichen und natürlichen Stoffe zusammengestellt wurden.

Haarkuren

Intensivhaarkur

40 ml Rizinusöl
20 ml Olivenöl
10 g Brennesselblätter
10 g Rosmarin
10 g Thymian

Rizinus- und Olivenöl zusammengießen. Die Kräuter in ein bauchiges Glas- oder Porzellangefäß schichten, gut mischen und das Öl übergießen. Mit einem Holzspachtel durchrühren. Verschlossen zwei Tage lang ziehen lassen. Danach durch einen Kaffeefilter gießen und den Rückstand gut auspressen.

Vor der Haarwäsche dieses Öl auf Kopfhaut und Haare streichen und gut bis in die feinsten Spitzen hinein verteilen. Zuerst eine Folie, danach ein dickes Frotteetuch umwickeln. Möglichst warm halten und 2 Stunden lang wirken lassen. Danach mit einem der angegebenen Pflanzenshampoos auswaschen.

Das Haar wird duftig und locker, Haarspliß und Sprödigkeit gehen langsam zurück, wenn die Haarkur regelmäßig einmal wöchentlich vorgenommen wird.

Packungen und Tönungen

Ei-Honig-Packung

2 Eigelb, frisch
20 g Bienenhonig
30 ml süßes Mandelöl

Die Zutaten vermengen, auf die Haare streichen und sie bis in die Haarspitzen hinein verteilen. Eine Plastiktüte aufstülpen, einen warmen Wollschal darumwickeln und bei Zimmerwärme die Packung 40 Minuten lang einwirken lassen. Danach mit Pflanzenshampoo auswaschen. Das Haar bei Zimmerwärme trocknen lassen. Diese Packung hilft bei sprödem, brüchigem und »fliegendem Haar« ausgezeichnet.

Henna-Farbpackung

1 Paket Hennafarbe
40 ml Milch
1 Eigelb
30 ml Rosenwasser

Hennafarbe mit Milch anrühren. Eigelb sowie Rosenwasser hinzugeben und die Farbmischung (ob Braun, Schwarz oder Blond) mit einem Pinsel auf die Haare auftragen, wobei man bei einer Erstfärbung bis zu den Spitzen hin aufstreichen muß, bei einer weiteren Färbung nur auf das nachgewachsene Haar. Die Packung je nach gewünschter Farbintensität kürzer oder länger einwirken lassen (ausprobieren!). Dann die Farbe noch einmal bis in die Haarspitzen hinein massieren, dabei die Haare zwischen den Handinnenflächen gegeneinanderreiben, damit die Pflanzenfarbe optimal verteilt wird. Danach spült man das Henna mit sehr viel warmem Wasser so lange aus, bis das letzte Spülwasser klar bleibt. Möglichst bei Zimmerwärme lufttrocknen. Abnorm hohe Trockentemperaturen laugen den Haarschaft aus und machen ihn splissig.

Kastanienblättertönung

60 g Kastanienblätter
100 ml destilliertes Wasser
30 ml Rosenwasser

Kastanienblätter im destillierten Wasser zwei Tage lang einweichen. In einem emaillierten Topf zum Kochen bringen, zugedeckt erkalten lassen und durch ein Haarsieb pressen. Mit dem Rosenwasser mischen.

Die gewaschenen Haare, die handtuchtrokken sein sollten, in dieser Farbtönung spülen und lufttrocknen lassen. Nicht mit dem Handtuch trocknen, da die Farbflecken nicht herausgehen. Je öfter man die Tönung wiederholt, desto intensiver wird sie.

Braune Walnußtönung

300 g Walnußschalen, noch grün
1 l Wasser
60 ml Alkohol, 50 %

Die frischen, noch grünen Walnußschalen aufklopfen und in einen hohen Emailletopf geben, das Wasser darübergießen und die Masse unter öfterem Rühren mit einem Holzlöffel (kein Metall!) 30 Minuten lang bei kleiner Flamme kochen. Danach das Gemisch durch einen Kaffeefilter seihen und gut auspressen. Mit dem Alkohol vermengen und in braune Apothekerflaschen füllen. Gut verschlossen kühl aufbewahren.

Unsere Vorfahren färbten sich ihre Haare nur mit pflanzlichen Mitteln wie den obigen.

Römische-Kamille-Zitronen-Tönung

40 g Römische-Kamille-Blüten
800 ml Wasser
50 ml Zitronensaft, frisch gepreßt

Römische Kamille mit dem Wasser in einem emaillierten Topf unter ständigem Rühren mit einem Holzlöffel dreimal aufkochen und zugedeckt erkalten lassen. Danach durch ein Haarsieb pressen, so daß der Blütenrückstand alle Flüssigkeit verliert.

Den Kamillenextrakt auf das frisch gewaschene, handtuchtrockene Haar auftragen und trocknen lassen. Dann Zitronensaft auftragen und trocknen lassen, dann wieder Kamillenextrakt auftragen usw., bis beide Flüssigkeiten aufgebraucht sind.

Sehr gut wirken die Lösungen, wenn man die Haare an der Sonne trocknen lassen kann. Schon die Schönen der Antike erhielten sich auf diese Weise den Goldglanz ihrer Haare.

Haarwässer

Brennessel-Honig-Haarwasser

30 ml Brennesseltinktur
40 ml Rosenwasser
60 ml destilliertes Wasser
30 ml Alkohol, 50 %

Alle Flüssigkeiten zusammenmixen und in einer braunen Apothekerflasche gut verschlossen aufbewahren.

Brennessel wirkt auf die Kopfhaut äußerst belebend. Dank ihrer Gerbstoffe und des Provitamin A, des Lezithins und der Pflanzenschleime wird die Brennessel auch heute noch ihrem legendären Ruf als hervorragendes Haarpflegemittel gerecht.

Zedernholzhaarwasser

40 ml Zedernholzöl
40 ml Alkohol, 50 %
300 ml Hamameliswasser

Zedernholzöl, Alkohol und Hamameliswasser miteinander vermengen und in einer braunen Apothekerflasche gut verschlossen, vor Licht möglichst geschützt, aufbewahren.

Es ist ein hervorragendes Haarwasser, speziell gegen fettiges Haar. Bei regelmäßigem Gebrauch wird die Überproduktion der Talgdrüsen normalisiert. Immer wieder die Kopfhaut mit dem Haarwasser benetzen, die Fingerkuppen steil aufstellen und diese gegeneinander bewegen, so daß die Kopfhaut Falten bildet. Bis herunter zu den Schläfen und »Geheimratsecken« massieren. Der Erfolg stellt sich nach einigen Wochen ein.

Die Hand- und Fußpflege

Die Hand ist die Visitenkarte des Menschen, heißt eine goldene Regel. Eine andere lautet: Der Fuß ist der tiefste Punkt aller Eleganz! Ich möchte damit ausdrücken, daß die Pflege der Hände ebenso wichtig genommen werden sollte wie die der Füße – abgesehen vom ästhetischen Standpunkt – und daß wir uns selber nur Gutes tun, wenn wir es hinsichtlich der täglichen Pflege nicht »nur« beim Gesicht bewenden lassen.

Kein Zweifel, eine gepflegte Hand mit glatter, weicher Haut sagt Wichtiges über die Persönlichkeit des betreffenden Menschen aus. Manche Hausfrau stöhnt: »Wie soll ich das machen! Nur Frauen, die nichts im Haushalt tun, haben schöne Hände!« Diese Damen würden sich wundern, wie tüchtig manche Geschlechtsgenosssin ist, die einfach nur die Zeit erübrigt, ihren Händen noch genügend Pflege angedeihen zu lassen.

Keine Frage, daß in der Naturkosmetik die Haut der Hände vorzugsweise mit schönheitsspendenden, glättenden, pflanzlichen Stoffen verwöhnt wird. Im reichen Angebot der Natur findet sich ohnedies alles, was wir für die Pflege benötigen.

Arnikahandcreme

30 g Arnikablüten
100 ml destilliertes Wasser
40 ml Weizenkeimöl
120 g Doritin

Arnikablüten mit dem kochenden, destillierten Wasser überbrühen und zugedeckt erkalten lassen. Danach durch ein Haarsieb abgießen und den Blütenrückstand auspressen. Den Sud mit Weizenkeimöl und Doritin vermengen.

Arnika enthält viel ätherisches Öl, dazu Wachs, Apfelsäure und Spurenelemente.

Sie ist geeignet für den Schutz der empfindlichen Haut beanspruchter Hände.

Eibischhandgelee

30 g Eibischblätter
20 g Eibischwurzel
200 ml destilliertes Wasser
140 ml Hamameliswasser
20 g Agar-Agar

Eibischblätter und -wurzel in einem emaillierten Topf mit dem Wasser übergießen und 4 Stunden lang ziehen lassen. Danach das Gemisch unter ständigem Rühren mit einem Holzlöffel bei kleiner Flamme 10 Minuten lang leise kochen lassen. Falls das Wasser zu rasch einzieht, noch etwas destilliertes Wasser nachgießen. Den Sud noch warm durch ein Haarsieb gießen und den Rückstand gut auspressen. Hamameliswasser im heißen Wasserbad erhitzen (nicht kochen!) und klümpchenfrei Agar-Agar hineinrühren. Eibischsud und Agar-Agar-Gemisch zusammengeben und kräftig durchrühren.

Man nimmt immer nur eine kleine Menge dieses milden Gelees und massiert es in die roten, rissigen und spröden Hände ein. Nachts kann man einmal sehr viel einmassieren und Kosmetikhandschuhe (gibt es in Spezialgeschäften!) anziehen. Die Haut wird zart, weich und weiß.

Lavendel-Honig-Creme

25 g Lavendelblüten, getrocknet
150 ml destilliertes Wasser
20 g Bienenhonig
20 ml Distelöl
30 g Lanettewachs SX

Lavendelblüten mit dem kochenden Wasser übergießen und zugedeckt erkalten lassen. Danach durch ein Haarsieb gießen und den Rückstand gut auspressen. Den Bienenhonig dazurühren, warm stellen. Distelöl mit Lanettewachs verrühren, sobald es unter ständigem Rühren mit einem Holzlöffel bei kleinem Feuer geschmolzen ist. Das Lavendelgemisch dazugeben, bis zum Erkalten weiterrühren.

Diese Creme ist ideal für aufgesprungene, spröde Hände. Gewöhnen Sie sich an, nach jedem Händewaschen gleich auf die noch etwas feuchte Haut eine kleine Portion zu reiben. Der feine Duft vertreibt auch Gerüche, die, zum Beispiel nach dem Zwiebelschneiden, gern an den Händen hängenbleiben.

Kamillenhandbalsam

30 g Kleine-Kamille-Blüten
100 ml destilliertes Wasser
50 ml Rosenwasser
30 ml Reisöl
120 g Doritin

Kleine-Kamille-Blüten im destillierten Wasser dreimal aufkochen und zugedeckt erkalten lassen. Danach gibt man sie durch ein Haarsieb und preßt mit einem Holzlöffel den Rückstand fest aus. Man mischt Rosenwasser und Reisöl darunter und rührt alles nach und nach in das Doritin.

Die beruhigende, mildernde und heilende Wirkung der Kamille ist bekannt. Diese Creme zieht rasch ein, das leichte, aufbauende Reisöl hinterläßt keinen Fettglanz.

Ringelblumen-Handsalbe II

30 g Ringelblumenblüten
100 ml destilliertes Wasser
30 ml Sojaöl
100 g Ultrabas

Ringelblumenblüten mit dem Wasser übergießen und in einem emaillierten Topf, unter ständigem Rühren mit einem Holzlöffel, zum Kochen bringen. Dreimal aufkochen lassen. Zugedeckt erkalten lassen und durch ein Haarsieb gießen. Rückstand gut auspressen. Mit dem Sojaöl mischen und zu dem Ultrabas rühren.

Die Ringelblume besänftigt und heilt kleine Wunden und rissige Haut. Wer kleine Narben an den Händen hat, soll diese mehrmals täglich, über einige Zeit, mit reichlich Ringelblumensalbe leicht massieren. Sie werden feiner und verschwinden dann völlig.

Glyzerin-Honig-Salbe

20 ml Glyzerin
30 g Bienenhonig
20 ml Avocadoöl
100 g Doritin

Glyzerin und Bienenhonig mit dem Avocadoöl verrühren und alles zum Doritin geben. Gut durchrühren. In Porzellan- oder Glastöpfchen füllen, kühl aufbewahren.
Fragen Sie nach natürlichem Glyzerin. Es gibt auch ein künstlich hergestelltes, doch das wollen wir in unserer Naturkosmetik nicht verwenden. Sollte natürliches Glyzerin nicht vorhanden sein, stellen Sie die Salbe nur mit den übrigen Zutaten her. Sie pflegt und klärt die empfindliche Haut der Hände hervorragend und zieht leicht ein, ohne fettige Spuren zu hinterlassen.

Thymianfußpuder

50 g Thymianblätter, pulverisiert
20 g Veilchenwurzel, pulverisiert
15 g Eichenrinde, pulverisiert
40 g Tonerde (Bolus alba)

Die verschiedenen Pulver zusammenschütten und in ein bauchiges Gefäß geben, das man gut verschließen kann. Darin nochmals gut durchschütteln.
Die pflegenden, wohlriechenden und Schweiß aufsaugenden Substanzen dieser Inhaltsstoffe machen Fußpuder zu einem natürlichen, antiseptischen Kosmetikum, das man auch verschenken kann. Besonders in der warmen Jahreszeit verwenden. Wenn man es in die Strümpfe gibt, auch in Hausschuhe und Sandalen, kommt übelriechender Fußschweiß gar nicht erst auf.

Kastaniengel

60 g Roßkastanien, geschält
50 g Schachtelhalm
400 ml destilliertes Wasser
50 ml Rosenwasser
20 g Gelatine, pulverisiert
10 g Agar-Agar

Roßkastanien pürieren oder durch die Mandelmühle geben. Schachtelhalm dazugeben und mit dem Wasser in einem emaillierten Topf, unter ständigem Rühren mit einem Holzlöffel, mehrmals aufkochen lassen. Dann zugedeckt erkalten lassen und durch ein Haarsieb pressen. Rosenwasser erwärmen (nicht kochen!) und klümpchenfrei Gelatine und Agar-Agar dazurühren. Den Tee nochmals erwärmen, das Gelatinegemisch unterrühren. Man massiert das Gel nach dem Baden, vom Fuß aufsteigend, mit beiden Händen fest bis zu den Oberschenkeln ein. Stark hervortretende Krampfadern dürfen nicht massiert werden!

Man legt die Beine nachts im Bett höher als den übrigen Körper. Zwei Ziegelsteine unter das Fußende helfen schon.

Hand in Hand mit dieser äußerlichen Behandlung soll die Einnahme eines Roßkastanienextraktes aus der Apotheke gehen. Venenpflege innen und außen kann nur zum Erfolg verhelfen! Die Venenwände stärkenden und tonisierenden Eigenschaften der Roßkastanie und des Schachtelhalmes sind seit Jahrhunderten bekannt.

Lindenblätter-Fußbad

20 g Lindenblätter, getrocknet
20 g Lindenblüten, getrocknet
400 ml Wasser

Lindenblätter und -blüten mit dem Wasser in einem emaillierten Topf dreimal aufkochen. Dann zugedeckt erkalten lassen, durch ein Haarsieb gießen und den Rückstand fest auspressen.

Diesen Absud gibt man jeweils zu einem heißen Fußbad.

Dank ihrer vielfältigen Zusammensetzung wirkt die Linde sowohl keimtötend wie auch beruhigend und pflegend. Ein Fußbad mit diesem Zusatz nach einem harten Arbeitstag wird Sie erfrischen und Ihre Nerven besänftigen. Durch die enthaltene Gerbsäure wird die Schweißproduktion der Füße normalisiert.

So massiert man sich selbst

Stirn: Handinnenflächen auf die Stirn legen und waagerecht zu den Schläfen hingleiten lassen. Ruhige, sanfte Striche ausführen.

Augen: Am Unterlid, neben der Nasenwurzel beginnend, sanft mit dem Zeigefinger jeder Hand um das Augenlid herum bis zum äußeren Augenwinkel, dann aufsteigend zum Oberlid und dort wieder, ohne zu ziehen und zu zerren, zum inneren Augenwinkel hin massieren.

Nase: Beidseitig Handinnenflächen an die Nasenflügel legen und zur Nasenwurzel hin in leichten Bewegungen aufsteigend massieren. Cremes auch mit beiden Mittelfingern in kleinen Kreisen auf den Nasenflügeln, beginnend an der Nasenspitze, verteilen.

Wangen: Handinnenflächen und Finger beidseitig auf die Wangen legen und, am Kinn beginnend, seitlich aufwärts massieren.

Nasen-Mund-Falte: Mit beiden Handinnenflächen zart trommelnd die Nasen-Mund-Falte vom Kinn nach oben, zum Kinn zurück und wieder nach oben massieren.

Kinn: Handinnenflächen von der Kinnmitte nach außen leicht klopfend hin- und herbewegen.

Unterkinn: Daumen unter das Kinn legen (einhaken), Handinnenflächen seitlich auf die Wangen legen, Fingerspitzen sind dabei in Schläfenhöhe. Mit wechselndem Druck pressen und wieder lockerlassen.

Hals: Beidseitig mit leicht geballten Fäusten vom Dekolleté hinaufdrücken.

Dekolleté: Beide Handinnenflächen, von der Dekolletémitte nach außen klopfend, bewegen.

Nacken: Mit einer Hand den Nacken umgreifen, und, mit Daumenballen und Fingern kräftig pressend, Nackenpartie durchmassieren.

Brust: Umkreisen Sie die Brüste mit Ihrer Hand in Form einer Acht. Dabei keinesfalls das Brustgewebe zerren oder quetschen!

Bauch: Im Liegen auf dem Rücken die Beine leicht anstellen und den Bauch in Uhrzeigerrichtung mit einer Handinnenfläche umkreisen. Dabei mehr oder weniger in die Tiefe pressend vorgehen. Auch die Oberbauchgegend nicht vergessen.

Arme: Jeden Arm, an der Hand beginnend, mit langen Strichen um den Ellenbogen herum bis zum Oberarm hinaufgleiten lassen. Dasselbe an der Innenarmseite wiederholen.

Hüften: Hände, zu Fäusten geballt, auf die Hüften legen und mit den Knöcheln diese Partie fest und kräftig durckkneten.

Po: Mit lockeren Fäusten die Sitzfläche fest durchklopfen. Je fester, desto besser.

Rücken: Mit den Fäusten die zugehörige Rückenseite in gerader Sitzhaltung durchklopfen. Nicht allzu fest!

Beine: In Rückenlage die Beine in die Luft strecken, von den Füßen her aufsteigend, Beine in langen Strichen bis zum Oberschenkel ausstreichen. Dabei beide Handinnenflächen an jeder Seite des behandelten Beines fest auflegen und hinaufgleiten lassen.

Schönheit kann man essen

Viel zu unbekannt und unbeachtet ist die Rolle der Spurenelemente und Metalle für unsere Gesundheit. Nehmen wir zum Beispiel das Eisen. In den roten Blutkörperchen transportiert es den lebensnotwendigen Sauerstoff aus den Lungen bis in die letzte Körperzelle im Zeh. Wer an Eisenmangel leidet, hat automatisch auch eine schlecht durchblutete, schlaffe, vorzeitig gealterte Haut! Jodmangel führt zu Kropf und Erkrankungen der Schilddrüse. Ohne Fluor entkalken unsere Zähne und Knochen. Würde man jedoch zuviel Fluor verabreichen, käme es zu Vergiftungen. Aus diesen wenigen Tatsachen ergibt sich das Bild der Spurenelemente. Wie der Name schon sagt: Unser Organismus benötigt diese »Elemente« wirklich nur in Spuren. Ein Zuwenig ist ebenso gefährlich wie ein Zuviel.

Bisher stuften Medizin und Wissenschaft die Wertigkeit der Spurenelemente nach den Vitaminen ein. Inzwischen hat sich jedoch die Meinung geändert: Es gibt genug Forscher, die Spurenelemente und Vitamine auf eine Stufe stellen. Andere haben sogar erklärt, sie seien notwendiger für unser Wohlbefinden als Vitamine.

Was man hieraus folgert, ist leicht zu erklären: Gesundheit hängt zum größten Teil von einer inhaltsreichen, wertvollen Ernährung ab, und Gesundheit sowie Vitalität sind Vorbedingungen für gutes Aussehen!

Mit anderen Worten: Wer eine schöne glatte Haut, volles Haar, strahlende Augen, blitzende Zähne (keine Jackettkronen!) und eine wohlproportionierte Figur sein eigen nennen möchte, der muß sich richtig ernähren.

Vitamine

Vitamine	Wofür wir es brauchen	Worin es vorkommt	Bei Mangel
A	Sehvermögen, Schleimhäute, Haut	Vollmilch, Eidotter, Butter, Möhren, Tomaten, Leber, Kopfsalat, Trockenfrüchte (Aprikosen)	Wachstumsstörungen, Nachtblindheit, Sehstörungen, Hautschäden, Haarausfall
B_1	Kohlehydratstoffwechsel, Nervensystem	Innereien, mageres Schweinefleisch, roher Schinken, Vollkornprodukte, Kartoffeln, Hülsenfrüchte, Nüsse	Müdigkeit, Appetitlosigkeit, Störungen im Nervensystem
B_2	Haut, Schleimhäute, Haare, Nägel	Leber, Käse, Fisch, Eier, Vollkornprodukte, Hefe, Vollmilch, Mangold	Lichtempfindlichkeit, Hautveränderungen, Risse an den Mundwinkeln, brüchige Nägel
B_6	Nervensystem, Eiweißstoffwechsel	Sojabohnen, Kartoffeln, Getreide, mageres Fleisch, Innereien, Fisch	Muskelzucken, Haut- und Schleimhautveränderungen, Übererregbarkeit
B_{12}	Blutbildung, Zellstoffwechsel	Fleisch, Fisch, Eidotter, Vollmilch, Innereien	Blutarmut

C	Zellstoffwechsel, Blutbildung, -gerinnung, Infektionsabwehr	Früchte (Kiwi, Zitrusfrüchte, schwarze Johannisbeeren), Sojabohnen, Kopfsalat, Kartoffeln	Infektionsanfälligkeit, Zahnfleischentzündung, Müdigkeit, Skorbut
D	Kalk- und Phosphorstoffwechsel, Knochenbildung, Knochenfestigkeit	Lebertran, Eidotter, Vollmilch, Thunfisch, Lachs	Rachitis bei Kindern, Knochenerweichung bei Erwachsenen
E	Stoffwechsel, Fruchtbarkeit, Funktion der Geschlechtsorgane	Maisöl, Weizenkeime, Avocados, Nüsse	Fruchtbarkeitsstörungen, periphere Durchblutungsstörungen, vorzeitige Alterung der Haut und Blutgefäße
Folsäure	Darmschleimhaut, Bildung roter Blutkörperchen	Vollkornprodukte, Kartoffeln, grüne Gemüse, Hefe, Nieren, Leber	Verdauungsstörungen, Durchfall, Blutarmut, Blutbildveränderungen, Schleimhaut veränderungen der Mundhöhle
H (Biotin)	Stoffwechsel, Haut, Haare	Leber, Hefe, Vollmilch, Kartoffeln, Erdnüsse, Pilze, Eidotter, Schokolade	Muskelschmerzen, Hautentzündungen, Blutarmut

K	Blutgerinnung	Vollmilch, mageres Fleisch, Brennesseln, Kartoffeln, Tomaten, Hagebutten, tierische Leberöle (Lebertran)	Störung der Blutgerinnung, Neigung zu Haut- und Schleimhautblutungen
Nicotinsäureamid	Sonnenschutz der Haut, Stoffwechselvorgänge, Nervensystem	Leber, Fleisch von Huftieren, Hefe, Vollkornprodukte	Weißfleckenkrankheit, Pellagra, Hautschuppen, Infektionsanfälligkeit der Schleimhäute, Nervosität
P (Rutin)		Zitrusfrüchte, grüne Paprikaschoten, Leber, Niere, Muskelfleisch, Getreide, Hefe	Erhöhte Durchlässigkeit der Blutaderwände, Rosazea, verminderte Blutgerinnung

Spurenelemente

Pro-Tag-Bedarf	Wirkung im Organismus	Anzeichen für zuviel oder zuwenig	Enthalten in
Eisen 12 mg	Sauerstofftransport, Baustein für Stoffwechselteile, Glied in Atmungskette	Anfälligkeit, Hautleiden, Zungenbrennen, Blässe, Haarschäden, Nägelbrüchigkeit	Fleisch, Innereien, Getreide, Hülsenfrüchte, Gemüse, Obst

Kupfer 2 mg	Schadstoffentgiftung, Bildung roter Blutkörperchen, Gehirnleistung, Vitalitätssteigerung	Hautpigmentstörungen, Verlust der Geschmacksempfindung, Knochenbildungsstörungen, Appetitmangel	Leber, Hülsenfrüchte, Mais, Bienenhonig
Zink 15 mg	Insulinerzeugung, Baustein für Fermente, Erhöhung der Infektionsabwehr	Unfruchtbarkeit, Wachstumsstörungen, Hautanomalien, Haarausfall	Möhren, fettloses Fleisch, Milch, Hirn, Eier, Getreide, Kartoffeln
Selen weniger als 1 mg	Krebsschutz, Baustein wertvoller Fermente, verhindert Bildung von Schlacken	Bluthochdruck, Herzerkrankungen, Schädigung von Körperzellen	Weizen, Hafer, mageres Fleisch, Milch
Zinn 3 bis 4 mg	Fördert Wachstum	Wachstumsstörungen, Haarausfall, Appetitmangel	In nahezu allen Nahrungsmitteln enthalten
Silicium 20 bis 30 mg	Aktiviert Abwehrkräfte, Wachstum von Haaren, Zähnen, Nägeln, festigt Bindegewebe, verhindert durchlässigkeit der Aderwände	Juckreiz, chronische Hautekzeme, Haarausfall, Karies, Zahnfleischschwund	Fleisch, Kartoffeln, Getreide
Fluor 1 mg	Aufbau und Widerstandskraft von Knochen und Zähnen	Karies, Knochenschwund, Knochenbrüchigkeit	Milch, Eier, Getreide, Gemüse, mageres Fleisch

Jod weniger als 1 mg	Reguliert als Schilddrüsenhor- mon die Antriebs- kräfte des Organis- mus	Zuviel: Erregbar- keit, Magersucht Zuwenig: Kropf, Passivität, all- gemeine Schwäche	Gemüse, Fisch, Milch, Eier, Geflügel

Rezepte

Schönheit kommt nicht nur von außen! Sie fliegt uns nicht durch Cremes und Lotionen zu. Sie muß dem Körper auch von innen zugeführt werden. Wer schön sein und bleiben will, richte sich nach einem wichtigen Wort: »Der Mensch ist, was er ißt!« Wer sich falsch ernährt, wer viele Gifte durch Alkohol- und Nikotingenuß, durch zuviel tierische Fette und zuwenig Obst wie Gemüse in sich aufnimmt, der kann nicht verlangen, daß seine Haut weich, geschmeidig, rein und blütenzart ist.

Vor allem gebe ich Ihnen einen Rat: Fangen Sie lieber heute als morgen damit an, Ihre tägliche Nahrung unter die Lupe zu nehmen!

Zur Regenerierung

Haut und Haare, Knochen, Knorpel, Zähne, Finger- und Zehennägel brauchen täglich gewisse Stoffe, um fest, widerstandsfähig und schön zu bleiben.

Hirseflöcklitrank

1 Glas Milch
1 EL Hirseflocken
1 EL Haferflocken
1 EL Bienenhonig

Alles gut miteinander verquirlen und in kleinen Schlucken trinken. Damit beginnen und enden Sie jeden Tag. Ihre Haut, Ihre Haare, Ihr ganzer Körper wird es Ihnen danken.
100 g Hirse enthalten: 20 mg Kalzium, 311 mg Phospor, 162 mg Magnesium, 430 mg Kalium: Schönheitsspender in höchster Form.

Kraft-Kräutersalz

40 g Sesamkörner
40 g Beinwellwurzel
20 g Meersalz
10 g Hirseflocken
10 g Oregano
10 g Thymian
10 g Hagebutten

Sesamkörner in eine breite, beschichtete Pfanne geben und unter ständigem Rühren mit einem Holzlöffel zartbraun rösten. Erkalten lassen und durch eine Gewürzmühle drehen. Die Beinwellwurzel dreht man ebenfalls durch die Gewürzmühle. Man mischt jetzt alle Zutaten zusammen, ausgenommen die getrockneten Hagebutten, die zuerst durch die Gewürzmühle gedreht und zum Schluß beigefügt werden. Dieses Kraft-Kräutersalz gibt man in eine kleine Schüssel und streut es bei jeder Mahlzeit über die salzigen Speisen; das heißt, man verwendet diese Mischung *anstatt* des Salzes!

Nach einigen Wochen werden Sie bemerken, wie sich Ihr Körper umstellt. Sie werden nicht mehr müde und zerschlagen sein, und Ihre Haut wird rosiger und straffer werden.

Buchweizenmüsli

3 EL Buchweizen
2 EL Hirseflocken
2 EL kernige Haferflocken
1 EL Rosinen, ungeschwefelt
1 EL Backpflaumen, geschnitten
1 EL Bienenhonig
1 Tasse Milch

Alles locker miteinander vermischen und morgens anstatt des üblichen Brötchenfrühstücks essen. Dazu paßt eine Tasse Kräutertee.

Aufbauschokolade

1 Glas Milch
1 EL Bienenhonig
1 Eigelb, frisch
1 EL Magermilchpulver
1 EL Hirseflocken
1 TL Gelatine, pulverisiert
1 TL Karubepulver

Man verquirlt alle Zutaten miteinander. Im Winter kann man die Milch erhitzen, im Sommer trinkt man sie kalt.

Zum Aufbau des ganzen Körpers 365 Tage im Jahr diese natürliche Schokolade trinken, und alle Organe profitieren davon.

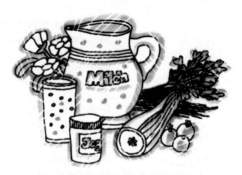

Honig-Milch-Schönheitsbalsam

2 EL Bienenhonig
1 TL Blütenpollen
1 TL Hagebuttenmark
1 TL Leinsamen, zerdrückt
1 Eigelb, frisch
1 Glas Milch

Alle Zutaten gut miteinander verquirlen. Auch hier kann die Milch nach Belieben warm oder kalt serviert werden.

Vitamin-C-Energiespender

2 Avocadofrüchte, geschält, entkernt
2 Orangen, geschält
1 Knoblauchzehe, zerdrückt
2 TL Distelöl
1 EL Zitronensaft, frisch
Kraft-Kräutersalz nach Geschmack

Die Avocadofrüchte würfeln, Orangen ebenfalls, und locker untereinanderheben, Knoblauchzehe, Öl, Zitronensaft und Kräutersalz nach Geschmack dazugeben. Gut mischen.
Dies ist eine frische Kost gegen alle Arten von Abnutzung und Müdigkeit! Essen Sie diesen Salat, sooft Sie mögen, vor allem im Winter. Er kann Sie schützen – auch gegen Erkältungskrankheiten. Er macht Ihre Haut frisch und straff, gibt Ihnen Kraft und Elastizität.

Eiweiß-Aufbaucreme

4 Eiweiß, frisch
2 EL Fruchtzucker
1 EL Traubenzucker
2 TL Zitronensaft
2 TL Äpfel, gerieben

Eiweiß mit den beiden Zuckerarten steifschlagen, Zitronensaft und den geriebenen Apfel unter fortwährendem Schlagen hinzufügen. In hohen Gläsern servieren.

Der Körper braucht Eiweiß. Dieses Eiweiß wird ihm hier in leichtester Form gereicht. Bieten Sie Ihrem Organismus einmal pro Woche diese leichte Leckerei, er wird es Ihnen mit »Haut und Haar« danken.

Frischer Sanddornmix

3 EL Sanddornsaft
2 TL Bienenhonig
1 Glas Milch
3 EL Zitronensaft
2 EL Mandeln, geschält, püriert

Die Zutaten miteinander vermengen und den Mix morgens nüchtern genießen. Wer einen empfindlichen Magen hat, trinkt ihn leicht gewärmt.

Weizenkeim-Frucht-Dessert

30 g Weizenkeime
20 g Weizenkleie
20 g Weizenkörner, frisch gemahlen
20 g Bienenhonig
20 g Blütenpollen
2 Kiwifrüchte, geschält
1 Glas Buttermilch

Weizenkeime mit der Weizenkleie und den Weizenkörnern vermengen, Bienenhonig nebst Blütenpollen und gewürfelten Kiwis dazugeben. Dann das Glas Buttermilch übergießen. In Schälchen servieren.

Die wertvolle, vitaminreiche und verdauungsfördernde Kost ersetzt Ihnen jedes kalorienreiche, teure Dessert vollgültig. Sie ist auch als Energiespender zwischendurch vorzüglich geeignet.

Agar-Agar-Apfel-Paste

3 Äpfel, geschält
2 EL Bienenhonig
2 Eiweiß, frisch
1 Glas Apfelsaft
2 EL Mandeln, blättrig geschnitten
1 TL Agar-Agar

Die geschälten Äpfel auf einer Glasreibe verreiben. Mit dem Bienenhonig mischen. Eiweiß steifschlagen, Apfelsaft erwärmen, mit Mandeln und Agar-Agar anrühren. Zu Apfelmus und Eiweiß vorsichtig unterheben. 2 Stunden quellen lassen.

Äpfel enthalten Vitamine und alle nötigen Spurenelemente für den Körper. In dieser Form angeboten, versorgen sie den Organismus auf leichtverdauliche Weise mit Energien.

Zur Hautklärung

Wallwurz-Mischtee

10 g Beinwellwurzel
10 g Wallwurzblätter
10 g Brombeerblätter
10 g Zitronenmelissenblätter
½ l Wasser

Die Pflanzenteile gut miteinander vermengen und mit dem kochenden Wasser überbrühen. Etwas ziehen lassen und dann trinken.
Dieser Tee ist besonders reich an Mineralstoffen und Spurenelementen. Er kann auch den alternden Organismus ausreichend mit Spurenelementen versorgen, wenn er regelmäßig morgens oder abends vor dem Schlafengehen getrunken wird. Er wirkt vor allem festigend und regenerierend auf Knochen, Knorpel und Zähne.

Sauerkraut-»Renaissance«

500 g Sauerkraut, frisch gestampft
1 Apfel, säuerlich
4 EL Zitronensaft frisch
3 EL Rosinen, ungeschwefelt
2 Zwiebeln, geschält, möglichst rote, milde Sorte
1 EL Bienenhonig
1 Feige, getrocknet, ungeschwefelt
3 EL Distelöl

Zu dem Sauerkraut einen Apfel reiben, Zitronensaft und Rosinen dazugeben, ebenfalls die gewürfelten Zwiebeln. Bienenhonig, gewürfelte Feige und zum Schluß Distelöl darübergeben. Gut mischen und 1 Stunde lang ziehen lassen.
Täglich nüchtern eine Portion davon essen. Es dynamisiert die Verdauung, klärt das Blut und die Haut, gibt Frische und Energie.

Hirsesalat »Haar-Neu«

30 g Hirseflocken
30 g Weizenkörner, vorgekeimt
20 g Buchweizen
½ Salatgurke, geschält
1 Zwiebel, geschält
3 EL Brennesselblätter, frisch
2 EL Distelöl
2 EL Zitronensaft, frisch
Kräutersalz nach Geschmack

Die drei Getreidearten gut mischen. Salatgurke feinwürfeln, ebenfalls die Zwiebel. Brennesselblätter grobhacken. Alles miteinander vermischen. Distelöl und Zitronensaft übergießen. Mit Kräutersalz abschmecken. Noch einmal gut vermengen und etwas durchziehen lassen.
Wer über schütteres Haar, Haarausfall oder Haarspliß klagt, sollte eine innerliche Haarkur mit diesem Salat machen. Täglich eine

gute Portion davon mindestens drei Monate lang essen. Das versorgt den Körper mit allen Nähr- und Vitalstoffen, die er zum Aufbau und zur Regenerierung der Haare benötigt.

Verjüngungstrank

1 Glas Milch
3 EL Mandeln, püriert
1 Banane, sehr reif, zerdrückt
1 Eigelb
1 EL Bienenhonig
2 EL Blütenpollen
1 EL Gelatine, pulverisiert

Alle Zutaten gut miteinander vermengen und den Trank morgens, mittags und abends zu sich nehmen.

Krabbencocktail »Ewiger Don Juan«

100 g Krabben, frisch oder gefroren
2 EL Brennesselblätter, gehackt, frisch
1 Zitrone, geschält
1 Orange, geschält
2 TL Bienenhonig
1 TL Blütenpollen
1 EL Weizenkeime
1 Apfel, säuerlich
1 Zwiebel, geschält
3 Knoblauchzehen, geschält, zerdrückt
2 Eßlöffel Weizenkeimöl
2 Spritzer Chilisauce
Kräutersalz nach Geschmack

Man vermengt die Krabben, die gehackten Brennesselblätter, die gewürfelte Zitrone und Orange, den Bienenhonig und die Blütenpollen, die Weizenkeime, den grobgeraffelten Apfel, die gewürfelte Zwiebel sowie das Knoblauchmus, gießt Weizenkeimöl und Chilisauce darüber und würzt mit Kräutersalz. Alles gut mischen und etwas durchziehen lassen.

Wer diesen Salat sooft wie nur möglich in seinen Speiseplan einbaut, wird sich frisch und vital fühlen. Die Komposition von leichtestem Eiweiß mit vitamin- und mineralstoffreichen Zutaten gibt ohne Überlastung der Verdauung ein Konzentrat! Warum viel und unmäßig essen, wenn es auch anders geht?

Nachwort

Bio-Kosmetik von innen und außen! Ein ganz neues Kapitel in der Lebensgestaltung wird hier aufgeschlagen. Dies ist keine halbherzige Vermischung von »Doch-noch-Chemie« und »Ein-bißchen-Natur«, sondern die klare Hinwendung zu einer natürlichen Pflege von Körper und Geist.
Da, wo wir jetzt noch stehen, da drohen Müllberge voller stinkender Chemieabfälle, kaputte Bäume, üble Luft und eine feindselige Zahl von geheimen Schadensverursachern, die sich zu einer lebensbedrohenden Summe zu addieren.
Da, wo wir hingehen können, wenn wir uns einer schönen, intakten und freundlichen Natur verschreiben, da wird es keine Abfallberge, keine Mülldeponien mit im Grundwasser versickernden Chemiekalien und Giften mehr geben. Da ist alles frei, offen, ehrlich und grün.
Während vieler Gespräche mit Fachleuten, mit Kräuterhändlern, mit Apothekern und Drogisten haben sich die Probleme unserer Zeit herauskristallisiert. Weil man Kräuter nicht mehr kennt (oder noch nicht wieder kennt!), werden sie nicht verlangt. Weil man sie nicht verlangt, werden sie nicht gesammelt. Weil sie nicht gesammelt werden, kann man sie nicht kaufen.
Ein Teufelskreis. Aber einer, aus dem wir entrinnen können. Jeder ist aufgerufen, mitzuhelfen. Wir brauchen keine synthetischen Stoffe, wenn wir Wolle haben. Wir brauchen keine künstlichen Düfte, wenn wir in einer Welt voller Blüten und Kräuter leben. Wir müssen nur die Hand nach ihnen ausstrecken und sie pflücken. Und uns an ihnen erfreuen . . .
Ist das wirklich *so* schwer?

Sachregister

A
Abkochen 16
Adstringens, Stärkendes Schachtelhalm- 37
Agar-Agar-Apfel-Paste 165
Akne 63
– creme mit Ringelblumen 75
Algen-Zehrcreme 103
Allantoin
– Feuchtmaske 116
– salbe 100
– Tonic 35
Aloecreme 74
Altersflecken 64
Ananas-Straffungscreme 83
Aniswasser Kleopatra 139
Antifalten-
– creme 78
– Wachspackung 127
Antiseptic-Öl, Gewürznelken- 54
Apfel-
– creme, Köstliche 73
– Milch-Maske 117
Arnika-
– blütenessig 46
– creme II 98
– handcreme 150
– Intensivcreme 61
Aufbauschokolade 163
Aufbewahrungsdauer, maximale 14
Augen-
– gel, Rosen- 134
– liquid, zartes 130
– pflegecreme II 130
– trostcreme 129
Avocado
– creme 61
– Flüssigseife 26
Aztekencreme 74

B
Bananen-
– balsam 91
– pack 124
Basilikum
– Erfrischungscreme 80
– öl 104
– Regenerierung 80
Beifuß
– creme à la Maintenon 76
– Hautcreme Artemisia 92
Beinwell
– Feuchtcreme 59
– Heilseife, Schäfers 25
– shampoo 143
Bibernellekompressen 134
Bleichungscreme 101
Blütenpollenpack 126
Bockshornkleeauflage 135
Brennessel-Honig-Haarwasser 148
Buchweizenmüsli 163

C
Calendula-Softcreme 90
Carotin-Verjüngungscreme 79
Cleanser, Zitronen-Honig- 30
Couperose 64, 94
Creme
–, Akne-, mit Ringelblumen 75
–, Algen-Zehr- 103
–, Aloe- 74
–, Ananas-Straffungs- 83
–, Antifalten- 78
–, Apfel-, köstliche 73
–, Arnika-, II 98
–, Arnika-Intensiv- 61
–, Augenpflege-, II 130
–, Augentrost- 129
–, Avocado- 61
–, Azteken- 74
–, Basilikum-Erfrischungs- 80
–, Beifuß-, à la Maintenon 76
–, Beifuß-Haut-, Artemisia 92
–, Beinwell-Feucht- 59
–, Bleichungs- 101
–, Calendula-Soft- 90
–, Carotin-Verjüngungs- 79
–, Eibisch-Feucht- 64
–, Engelwurz-Fein- 67
–, Fenchel-, Königin Luise 84

169

–, Guajak-Maiskeim-, Herzogin von Alba 87
–, Gurken-Mandel- 68
–, Hagebutten-Pflege 73
–, Haifischöl- 92
–, Hamamelis- 57
–, Couperose- 95
–, Rosen- 91
–, Hautstraffungs- II 79
–, Hefe-Klär- 99
–, Hirtentäschel- 94
–, Hopfen-Erneuerungs- 84
–, Huflattich- 68
–, Linderungs- 95
–, Immergrün-Zitronen- 100
–, Iris, Weiße 57
–, Johannisbeer- 87
–, Johanniskraut- II 99
–, Johanniskrautöl- II 82
–, à la Jojoba; siehe Aztekencreme
–, Jojobaöl II 80
–, Kamillen- 60
–, Kamillen- II 97
–, Aufbau- 83
–, Karotten-, selbstbräunend 62
–, Kartoffel-Pflege- 70
–, Kastanien-Honig- 97
–, Nofretete 82
–, Kletten-Avocado- 65
–, Kräuter- 102
–, Lavendel-Beruhigungs- 94
–, Lavendel-Honig- 151
–, Lilien-, Königin Claude 89
–, Malven- 71
–, Mandel- 57
–, Milch- 90
–, Milch-Honig- 90
–, Minzen-Kamillen- 92
–, Nähr II 78
–, Nußöl-Pflege- 86
–, Orangenblüten- II 93
–, Honig- 98
–, Oregano-Intensiv- 69
–, Packung 125
–, Petersilien- 70
–, Quendel-Vital- 78
–, Regenerierungs- 77
–, Ringelblumen-, Heilende 60
–, Rosen-, duftende 59
–, Rosen II 85
–, Vital 81
–, Rosmarin- 66, 95
–, Salbei-, echte 65
–, Salbei-, fett 69
–, Salbei-Honig- 72
–, Sauerampfer-Intensiv-, Kaiserin Eugenie 73
–, Schachtelhalm-Straffungs- 82
–, Schafgarben- 74

–, Sellerie-Antifett- 77
–, Sesam-Honig-, Königin Hatschepsut 93
–, Sesamöl-, pflegende 67
–, Soja-Honig- 60
–, Soja-Leicht- 59
–, Sommersprossen- II 102
–, Sonnenblumenöl-, mit Honig 88
–, Stiefmütterchen-Vitamin- 88
–, straffung, Grapefruit- 86
–, Thymian-, reiche 70
–, Traubenkern-Orangen- 66
–, Veilchen-, mit Honig 72
–, Vital-, mit Maiskeimöl 79
–, Wegerich-Augen- 131
–, Weizenkeim- 62
–, Honig- II 86
–, Zitronen- 58
–, Kamillen-, feine 76
–, Queen Victoria 61

D
Dampfbad, Lavendel- 123
Deodorantspülung, Natur 28
Dessert, Weizenkeim-Frucht- 165
Doritin 21 f.
Duftstoffe 9
Duftwasser à la Kameliendame 52

E
Efeu-
– Geleemaske 115
– Schönheitsessig 47
Eibisch-
– blütenessenz 44
– Feuchtcreme 64
– Geleemaske 117
– Handgelee 151
Eiweiß-Aufbaucreme 164
Energiespender, Vitamin-C- 164
Engelwurz-Feincreme 67
Erfrischung mit Gesichtswasser 33
Erfrischungs-
– kompresse 119
– lotion, Minzen- 36
– öl, Lavendel- 28
Ernährung 157, 162

F
Farbpackung, Henna- 146
Fenchel
– creme, Königin Luise 84
– lotion 136
Festigungsgel 133
Fliederessig, Köstlicher 47
Fuß
– bad, Lindenblätter- 154
– puder, Thymian- 153

G

Gänseblümchenkompresse 120
Gesichtswasser, Erfrischung mit 33
Gewürznelken 53
– Antiseptic-Öl 54
Glyzerin-Honig-Salbe 153
Grapefruit-Cremestraffung 86
Grundstoffe 21
Guajak-Maiskeim-Creme, Herzogin von Alba 87
Grundrebenlotion 31
Gurgelwasser, Thymian- 138
Gurken
– Mandel-Creme 68
– Reinigungsmilch 29
– wasser Aurora 36

H

Haar-
– farben 11
– kur, Intensiv- 145
– shampoo, Katherina de Medici 142
– wasser
–, Brennessel-Honig- 148
–, Zederholz- 149
Hagebutten-Pflegecreme 73
Haifischölcreme 92
Hamamelis
– Couperosecreme 95
– creme 57
– Rosen-Creme 91
Hand-
– balsam, Kamillen- 152
– creme, Arnika- 150
– gelee, Eibisch- 151
– salbe, Ringelblumen- II 152
Haut-
– kuren 108
– peeling 109
–, Reinigung der 23
– straffungscreme II 79
– type 19
Hefe
– Klärcreme 99
– maske 112
Henna 12
– Farbpackung 146
– wäsche, pflegende 143
Hexachlorophen 10 f.
Himbeer-Honig-Maske 115
Hirse
– flöcklitrank 162
– salat »Haar-neu« 166
Hirtentäschelcreme 94
Holunderblütenessenz 43
Honig
– Milch-Schönheitsbalsam 164
– Orangen-Peeling 110
– seife, Imker Schröders 24
– Weizen-Waschemulsion 30
Hopfen
– Erneuerungscreme 84
– tonikum, Hautstraffendes 43
Huflattich
– blütenwasser 34
– Creme 68
– Linderungscreme 95

I

Immergrün
– lotion 39
– Zitronen-Creme 100
Indigo 12
Infusion 16
Intensiv-Haarkur 145
Iriscreme, weiße 57

J

Johannisbeercreme 87
Johanniskraut-
– creme II 99
– öl-Creme II 82
Jojobaölcreme 80

K

Kaltmazeration 16
Kamille
–, römischer 12
– Zitronen-Tönung, römische 148
Kamillen-
– Aufbaucreme 83
– creme 60
– creme II 97
– gelee 132
– handbalsam 152
– reinigung, schonende 31
– Rosen-Lotion 34
Kariespulver, Anti- 139
Karotten-
– creme, selbstbräunende 62
– öl 105
Kartoffel-
– Honig-Intensivpflege 71
– Pflege-Creme 70
Kastanien-
– blättertönung 147
– creme Nofretete 82
– gel 153
– Honig-Creme 97
Kerbel-Aknemaske 111
Kletten-Avocado-Creme 65
Königinnenwasser 40
Körperreinigungsmittel, Seifen und 11
Kompresse
–, Bibernelle- 134
–, Erfrischungs- 119

171

–, Gänseblümchen- 120
–, Orangenblüten- 120
Konservierung 10
–, grüne 53
Konservierungsmittel 9 f., 13, 15
Krabbencocktail »Ewiger Don Juan« 167
Kräuter
– creme 102
– salz, Kraft- 163
–, Verarbeitung von 16

L
Lavendel
– Beruhigungscreme 94
– blütenessenz Kaiserin Sissi 40
– dampfbad 123
– Erfrischungsöl 28
– essig à la Maintenon 47
– geist 41
– Honig-Creme 151
– öl 104
Lidkonturengel 132
Liliencreme Königin Claude 89
Linden-
– blätter-Fußbad 154
– blütenalkohol 44
Lotion
–, Fenchel- 136
–, Gundelreben- 31
–, Immergrün- 39
–, Kamillen-Rosen- 34
–, Malven- 42
–, Salbei- 45
–, Tonerde-Zitronen- 42
–, Wallwurz- II 121

M
Mäusedorngelee 102
Majoran-Wirkungsmaske 113
Malven
– balsam 96
– creme 71
– lotion 42
Mandel-
– creme 57
– kleiefrottee 110
– Milch-Creme 90
– paste à la Nofretete 27
Maske
–, Allantoin-Feucht- 116
–, Apfel-Milch- 117
–, Efeu-Gelee- 115
–, Eibisch-Gelee- 117
–, Hefe- 112
–, Himbeer-Honig- 115
–, Kerbel-Akne- 111
–, Majoran-Wirkungs- 113
–, Rosenknospen-Stärkungs- 113
–, Salbei-Klär- 111

–, Sauerampfer-Heil- 112
–, Süßholz-Bananen- 114
–, Zitronen-Effekt- 115
Melanom 56
Milch
– Honig-Creme 90
– Mandel-Seife, Poppäas 24
Minzen
– Erfrischungslotion 36
– essig 48
– Kamillen-Creme 92
Molke-Reinigungsmilch 28
Müsli, Buchweizen- 163

N
Nährcreme II 78
Naturkräuter-Seife 26
Nelken
–, Gewürz- 53
– öl 10
Nußöl-Pflegecreme 86

O
Öl
–, Basilikum- 104
–, Karotten- 105
–, Lavendel- 104
–, Nelken- 10
–, Orangenblüten- 106
–, Petersilien- 131
–, Pfefferminz- 106
– wickel für den Hals 124
–, Zitronen- 107
Orangen
– blüten-Honig-Creme 98
– blütencreme II 93
– blütenkompresse 120
– blütenöl 106
– Rosenwasser, altenglisches 37
– tonikum Sauer 48
Oregano 10, 53
– Intensivcreme 69
– Würzöl 53

P
Packung
–, Antifalten-Wachs- 127
–, Creme- 125
–, Ei-Honig- 146
–, Quark- 125
–, Venen- 126
–, Weizenmehl-, Nofretete 127
Parfüm
–, Vanille-, anderer Art 50
–, George Sand 50
–, Zimt- 51
Peeling
–, Honig-Orangen- 110
–, Mildes Pflanzen- 109

–, Quittenkern- 109
Petersilien-
– creme 70
– öl 131
– waschung 120
Pfefferminz-
– öl 106
– Orangen-Pulver 138
– zahnseide 140
Pflanzen
– öle 16
– peeling, mildes 109
Pomander, köstlicher 50
Problemhäute 64
Pulver
–, Anti-Karies 139
–, Pfefferminz-Orangen- 138

Q
Quark-Packung 125
Quendel-Vitalcreme 78
Quitten-
– kernpeeling 109
– Tonicwasser 36

R
Regenerierungscreme 77
Reinigung der Haut 23
Reinigungs-
– creme, Sesamöl-, Hepzibah 32
– gel, orientalisches 29
– milch
–, Gurken- 29
–, Molke- 28
–, sahnige 27
Ringelblumen-
– creme, heilende 60
– Handsalbe II 152
Rosen
– Augengel 134
– creme, duftende 59
– creme II 85
– essig nach Diane de Poitiers 46
– knospen-Stärkungsmaske 113
– wasser, reines 38
Rosmarin
– creme 66, 95
– shampoo 144
– Vitalcreme 81
Rückfetteffekt 23
Rutin 94

S
Salat, Hirse-, »Haar-neu« 166
Salbe, Allantoin- 100
Salbei-
– creme, echte 65
– creme, fett 69
– Honig-Creme 72

– Klärmaske 111
– lotion 45
Sanddornmix, frischer 165
Sandelholz
– lotion, rote 41
– wasser 50
Sauberkeit 13
Sauerampfer
– Heilmaske 112
– Intensivcreme Kaiserin Eugenie 73
Sauerkraut-»Renaissance« 166
Schachtelhalm
– Adstringens, stärkendes 37
– Straffungscreme 82
Schafgarbencreme 74
Schokolade, Aufbau- 163
Seife 23
–, Avocado-Flüssig- 26
–, Imker Schröders Honig-24
–, Naturkräuter- 26
–, Poppäas Milch-Mandel- 24
–, Schäfers Beinwell-Heil- 25
Seifen und Körperreinigungsmittel 11
Sellerie-Antifettcreme 77
Sesam
– Honig-Creme Königin Hatschepsut 93
– ölcreme, pflegende 67
– öl-Reinigungscreme Hepzibah 32
Shampoo
–, Beinwell- 143
–, Haar-, Katharina de Medici 142
–, Rosmarin- 144
–, Trocken-Haar- 145
–, Weizenkeim-Honig- 144
Soja
– Honig-Creme 60
– Leichtcreme 59
Sommersprossencreme II 102
Sonnenblumenöl-Creme mit Honig 88
Stiefmütterchen-Vitamincreme 88
Süßholz-Bananen-Maske 114
Summation 11

T
Tee, Wallwurz-Misch- 166
Tenside 11
Thymian 10, 53
– creme, reiche 70
– fußpuder 153
– gurgelwasser 138
– öl, echtes 53
Tönung
–, Kamille-Zitronen-, römische 148
–, Kastanienblätter- 147
–, Walnuß-, braune 147
– der Haare, natürliche 12
Toilette-Essigmischungen 45
Tonerde-Zitronen-Lotion 42
Tonic

173

–, Allantoin- 35
– wasser, Quitten- 36
Tormentillzahnpulver 137
Traubenkern-Orangen-Creme 66
Trocken-Haarshampoo 145

U
Ultrabas 21 f.
Ultrasicc 21 f.
Umfüllen von Kosmetika 15

V
Vanilleparfüm
– andere Art 50
– George Sand 50
Veilchen
– creme mit Honig 72
– duftwasser 51
– essig 46
Venenpackung 126
Verjüngungstrank 167
Vitalcreme mit Maiskeimöl 79
Vitamin-A-Konzentrat 93

W
Wallwurzlotion II 121
Wallwurz-Mischtee 166
Walnuß
– auszüge 12
– tönung, braune 147

Waschemulsion, Honig-Weizen- 30
Wasser, destilliertes 22
Wegerich-Augencreme 131
Weizenkeim
– Frucht-Dessert 165
– creme 62
– Honig-Creme II 86
– Honigshampoo 144
Weizenmehlpackung Nofretete 127

Y
Ysopauflage 135

Z
Zahnpulver, Tormentill- 137
Zahnseide, Pfefferminz- 140
Zederholzhaarwasser 149
Zimt 53
– öl, reines 54
– parfüm 51
Zitronen-
– creme 58
– Queen Victoria 61
– Effektmaske 115
– Honig-Cleanser 30
– Kamillen-Creme, feine 76
– öl 107
– wasser 34
Zwiebel-Hautpflege Aurora 75